Alexandra Kautzky-Willer • Elisabeth Tschachler

Gesundheit: Eine Frage des Geschlechts

Alexandra Kautzky-Willer
Elisabeth Tschachler

Gesundheit: Eine Frage des Geschlechts

Die weibliche und die männliche Seite der Medizin

Orac

www.kremayr-scheriau.at

ISBN 978-3-7015-0541-8

Schutzumschlaggestaltung: Kurt Hamtil, Wien
Illustrationen auf dem Schutzumschlag: iStockphoto.com/bubaone
Typografische Gestaltung: Kurt Hamtil, Wien
Druck und Bindung: Druckerei Theiss GmbH, St. Stefan i. Lavanttal

Inhalt

Ungleich besser

„Wir werden nicht als Frauen geboren – wir werden dazu gemacht", sagte die französische Philosophin Simone de Beauvoir vor mehr als 60 Jahren. Aus den Emanzipationsbestrebungen der Frauen entwickelte sich die Frauengesundheitsforschung und schließlich die Erkenntnis, dass Frauen und Männer eine geschlechtsspezifische Medizin brauchen.

Gleichstellung. Das ist seit langem das Zauberwort in Politik und Gesellschaft. Denn der „kleine Unterschied" war es, der lange Zeit als Hauptgrund dafür herhalten musste, dass Frauen und Männern unterschiedliche Rollen in der Gesellschaft zugeteilt wurden. Vor mehr als 100 Jahren begannen die Frauen, organisiert gegen die Diskriminierung anzukämpfen, die auf diesem Unterschied gründet. Sie wehrten sich dagegen, dass sie aufgrund ihrer biologischen Ausstattung das schwache und deshalb untergeordnete Geschlecht sein sollten, das „andere Geschlecht", wie die französische Feministin und Philosophin Simone de Beauvoir in ihrem 1949 erschienenen gleichnamigen Buch es nannte. Und sie wehrten sich dagegen, dass aufgrund ihrer biologischen Ausstattung fragwürdige Schlüsse auf ihre „Natur", ihren Charakter, ihr Wesen und ihre Leistungsfähigkeit gezogen wurden. Ende des 19. Jahrhunderts sprach der deutsche Arzt Rudolf Virchow von der „Dependenz der Eierstöcke“, die den Frauen die Energie nähmen, weshalb er es kategorisch ablehnte, dass Frauen zum Medizinstudium zugelassen würden. 1900 veröffentlichte der Neurologe Paul Julius Möbius sein Pamphlet „Über den physiologischen Schwachsinn des Weibes“, in dem er in dieselbe Kerbe schlug.

In zwei Anläufen konnte die Frauenbewegung im 20. Jahrhundert einiges an der Einstellung ändern, dass Frauen Männern unterlegen seien. Doch die Gleichstellungsdebatte ist in die Jahre gekommen und schwerfällig geworden. Immer noch wird um gleichen Lohn für gleiche Arbeit gestritten und immer noch darum, dass die männlichen Partner doch endlich die Hälfte des Haushalts übernehmen, wenn schon die Frauen nach wie vor um die Hälfte der Welt kämpfen müssen. Wendungen wie „gläserne Decke“ und „Beruf und Familie unter einen Hut bringen“ kann schon niemand mehr hören, obzwar beides Tatsachen sind, die Frauen weiterhin daran hindern, es den Männern gleichzutun. Die Erfolge der Emanzipation sind zaghaft, die Frauen jeder Generation wollen etwas anders, besser machen als ihre Mütter, und fangen doch wieder von vorne an.

Den Feministinnen der 1960er und 1970er Jahre ging es aber nicht nur darum, die wirtschaftlichen und gesellschaftlichen Lebensumstände der Frauen zu ändern. Sie richteten ihren Blick auch auf die Gesundheit der Frauen und verlangten die Selbstbestimmung über ihren Körper. Jahrhundertelang war die Medizin männlich geprägt gewesen. Sogar die Schwangerenbetreuung und Geburtshilfe, seit alters eine Domäne der „weisen Frauen“ – Hebammen –, rissen männliche Mediziner ab dem 14. Jahrhundert weitgehend an sich. Bis heute ist, so erstaunlich es klingt, in unseren Breiten die Frauenheilkunde von Männern dominiert: Es gibt bedeutend mehr Gynäkologen als Gynäkologinnen.

Gesundheit, erforscht

Im Jahr 1969 trafen sich im US-amerikanischen Boston Woche für Woche zwölf Frauen, die einander auf einer Emanzipationsveranstaltung kennengelernt hatten. Sie sprachen über ihren Körper, ihre Gesundheit und ihre Erfahrungen, die sie mit Ärzten gemacht hatten und immer wieder machten. Ihnen gemeinsam war, dass sie sich vom männerdominierten Medizinsystem entmündigt fühlten, aber wie die meisten Menschen selbst nicht über genügend Wissen verfügten, um sich in Gesundheitsfragen zu emanzipieren. Das wollten sie ändern.

Bereits ein Jahr später veröffentlichten die zwölf Frauen die erste Ausgabe eines Buches, das sich seither von einem dünnen Bändchen zur fast tausendseitigen Bibel unter den Frauengesundheitsbüchern in Amerika und zahlreichen anderen Ländern gemausert hat: „Our Bodies, Ourselves" (deutsch: „Unser Körper – Unser Leben"[1]). Das Boston Women's Health Book Collective, so nennt sich die Gruppe aus Journalistinnen, Soziologinnen und Anthropologinnen seit damals, ist von einer kleinen, engagierten Truppe, die sich am Küchentisch zusammenfand, zu einer Institution in Sachen Frauengesundheit geworden. Ihr Anliegen ist es, Frauen gesicherte (im Fachjargon: „evidenzbasierte") Informationen über sämtliche Themen der Frauengesundheit – von Ernährung bis Wechseljahre, von Geburtsvorbereitung bis Abtreibung – und weiblichen Sexualität zu liefern, aber auch alternative Versorgungsangebote und Zufluchtsstätten für Gewaltopfer zu schaffen.

Sex und Gender

Der US-amerikanische Psychiater und Sexualforscher John Money war einer der Ersten, der sich in den 1950er Jahren wissenschaftlich mit Geschlechtsidentität beschäftigte. Er benutzte auch als einer der Ersten das Wort „gender", das im Englischen ursprünglich das grammatikalische Geschlecht bezeichnete, im Zusammenhang mit den Rollenmustern, d.h. mit dem sozialen Geschlecht, den Verhaltensweisen, die durch die Umwelt und die Erfahrungen geprägt und erlernt, gelebt und weitergegeben werden.[2] Kurz zuvor hatte Simone de Beauvoir es so ausgedrückt, dass man nicht als Frau geboren, sondern dazu gemacht werde. Im Unterschied zu diesen als weiblich – und männlich – definierten Rollen bezeichnet „sex" im Englischen das biologische Geschlecht, das durch Chromosomen, innere und äußere Geschlechtsorgane und Hormone bestimmt und angeboren ist. Im deutschen Wortschatz gibt es eine Unterscheidung zwischen „gender" und „sex" nicht, hier ist von „sozialem" und „biologischem" Geschlecht die Rede. Das englische „gender" für die erworbene Geschlechtsidentität hält aber nach und nach Einzug in den allgemeinen deutschen Sprachgebrauch. Allerdings wird es oft in falschem Zusammenhang verwendet, und selbst bei Fachleuten ist

Ähnliche Frauengesundheitszentren sind inzwischen auch in Deutschland und Österreich entstanden, und sie haben es sich zur Aufgabe gemacht, nicht nur die gesundheitliche Lage von Frauen zu verbessern, sondern auch Forschung zu betreiben.

nicht immer klar, ob sie nun das biologische oder das soziale Geschlecht eines Menschen meinen, wenn sie von Gender sprechen. Und tatsächlich beeinflusst das eine das andere, was eine Unterscheidung zuweilen schwierig macht.

„Gender Mainstreaming" ist ein Konzept, das darauf abzielt, die Unterschiede, die aufgrund gesellschaftlicher Konventionen bestehen, abzubauen. Gender Mainstreaming – Gleichstellungspolitik und die Berücksichtigung der Geschlechter – ist leise, aber doch mit einiger Wirkung bis in die Regierungsprogramme vorgedrungen und zu einem allgemeinen Bildungsanliegen geworden. In jedem Unternehmen, das etwas auf sich hält, gibt es Gleichbehandlungsbeauftragte, und mit dem Binnen-I ist die Geschlechtersensibilität auch in der Sprache angekommen. „Sprache beeinflusst unser Denken", gibt die Leiterin des Wiener Frauengesundheitsprogamms Beate Wimmer-Puchinger als Grund für die gendergerechte Sprache an. Die Klinische und Gesundheitspsychologin war in Österreich eine Pionierin der Frauengesundheit und löste schon mit ihren ersten Forschungsarbeiten in den 1970er Jahren heftige Diskussionen aus. „Es macht einen Unterschied aus. Für mich ist das nicht banal und trivial, für mich drückt es etwas aus: Es heißt, das Geschlecht mitzudenken, die Frau mitzudenken."[3]

Gesundheit, männlich und weiblich

Im Licht der Erkenntnisse der Frauengesundheitsforschung begann auch die Weltgesundheitsorganisation WHO in den 1980er Jahren, sich mit den in der Medizin wichtigen Unterschieden zwischen Mann und Frau abseits der Geschlechtsorgane zu beschäftigen. Allerdings brauchte es 16 Jahre bis zur Einrichtung eines eigenen Departments for Gender, Women and Health der WHO. Und es dauerte noch bis 2001, bis die WHO empfahl, in allen Belangen des Gesundheitswesens lokale Strategien für eine geschlechtergerechte Gesundheitsversorgung zu entwickeln und umzusetzen.

Eine der Vorkämpferinnen und bis heute führenden Expertinnen auf dem Gebiet der geschlechtsspezifischen Medizin ist die US-amerikanische Kardiologin und Medizinwissenschaftlerin Marianne Legato. Schon Ende der 1980er Jahre hatte sie sich mit Herzkrankheiten bei Frauen beschäftigt und war immer öfter auf Besonderheiten im Vergleich zu Männern mit denselben Erkrankungen gestoßen. Immer mehr Fälle entdeckte sie, in denen Frauen nicht nur falsch diagnostiziert, sondern auch falsch behandelt worden waren. „Es schockierte mich, als ich erfahren musste, wie viele Frauen vom Arzt mit der (Fehl-)Diagnose ‚Angstattacke' oder ‚hysterischer Anfall' wieder weggeschickt wurden, obwohl sie mit ernsten Anzeichen eines Herzinfarkts zur Untersuchung gekommen waren", schreibt sie in ihrem Buch „Evas Rippe"[4]. Dieser Schock war sozusagen die Initialzündung für die New Yorker Medizinerin, sich fortan der „Gender-Medizin" zu widmen.

Die Bezeichnung „Gender-Medizin" führt ein wenig in die Irre. Zu Anfang ging es diesem neuen Forschungszweig hauptsächlich darum, die Unterschiede in der Gesundheitsversorgung und Behandlung von Männern und Frauen zu beseitigen, die aufgrund von gesellschaftlichen, sozialen und kulturellen Einflüssen entstehen. Denn auch erlernte und von der Gesellschaft erwartete Verhaltensweisen beeinflussen die Wahrscheinlichkeit, krank zu werden oder gesund zu bleiben. So haben beispielsweise mehrere Forschungsergebnisse gezeigt, dass sich die Ehe positiv auf die Gesundheit auswirkt. Allerdings nur auf die der Männer. Die leben, wenn sie verheiratet sind, zwei Jahre länger als ihre Single-Geschlechtsgenossen. Frauen kostet der Ehestand jedoch eineinhalb Lebensjahre. Für Stefan Felder, Professor für Gesundheitsökonomik an der Universität Duisburg-Essen, der die Daten von 100.000 Schweizern und Schweizerinnen ausgewertet hat[5], hat das hauptsächlich finanzielle Gründe: Die Gesundheit des Mannes koste das Paar mehr als die Gesundheit der Frau, sagt er. Männer leiden beispielsweise früher und häufiger an Herz-Kreislauf-Erkrankungen. Dann brauchen sie nicht nur ärztliche Betreuung, sondern auch Pflege. Die bekommen sie von ihren Ehefrauen. „Die Frauen opfern ihre Gesundheit für ihre Männer", resümiert Felder.

Frauen leben zwar insgesamt gesundheitsbewusster als Männer, reagieren eher auf Körpersignale und kümmern sich zudem nicht nur um das gesundheitliche Wohlbefinden ihrer Partner, sondern auch um das der anderen Familienmitglieder. Allerdings werden ihre Gesundheitsprobleme weniger ernst genommen, wenn sie medizinische Hilfe suchen.[6] Mit ein Grund, warum beispielsweise Herzprobleme bei ihnen oft als „psychosomatisch" fehlgedeutet werden. All diese Faktoren des sozialen Geschlechts haben also Einfluss auf den Gesundheitszustand.

Die Gender-Medizin nimmt aber nicht nur Rücksicht auf die gesellschaftlichen, ökologischen und vor allem ökonomischen Arbeits- und Lebensbedingungen, die ebenfalls einen großen Einfluss auf den Gesundheitszustand haben.

Die Gender-Medizin widmet sich verstärkt auch den unterschiedlichen Symptomen und Ausprägungen ein- und derselben Krankheit bzw. den unterschiedlichen Krankheiten bei Mann und Frau, die durch die unterschiedliche genetische und biologische Ausstattung – Hormone, Erbanlagen,

Anatomie, Stoffwechselvorgänge – begründet sind. An die 30.000 wissenschaftliche Artikel mit dem Stichwort „Gender medicine" zählte die medizinische Datenbank PubMed im Frühjahr 2011. Vor allem in den Fachgebieten, die sich mit Hormonen (in der Medizinersprache: „Endokrinologie") und Stoffwechsel („Metabolismus") beschäftigen, macht die Gender-Medizin enorme Fortschritte.[7] Diese Erkenntnisse sind gerade bei jenen Erkrankungen, die immer häufiger diagnostiziert werden – beispielsweise sogenannte Lebensstil-Erkrankungen wie solche des Herz-Kreislauf-Systems, aber auch psychiatrische Störungen wie Depressionen, enorm wichtig.

Freilich lassen sich biologische und psychosoziale Ursachen von Gesundheitsproblemen nicht immer klar voneinander trennen, manchmal beeinflussen oder bedingen sie einander. Mit ein Grund, warum aus dem Bereich der Gender-Medizin fast täglich neue Erkenntnisse kommen. Bekannt ist bisher unter anderem:

- Die bis in die 1990er Jahre aufrechte Ansicht, dass Frauen vor einer koronaren Herzgefäßerkrankung (in der Fachsprache zu „KHK" abgekürzt) geschützt sind, ist ein Mythos.
- Das Risiko von Frauen, an Alzheimer zu erkranken, ist höher als das der Männer.
- Frauen neigen während ihrer Menstruation vermehrt zu Schleimhauterkrankungen im Magen-Darm-Trakt und Asthmaanfälle häufen sich kurz vor der Periode.
- Frauen weisen vier- bis zehnfach häufiger als Männer Schilddrüsenfunktionsstörungen auf.
- Frauen sind zwei- bis viermal so häufig von rheumatischen und anderen Autoimmunerkrankungen betroffen.

- Blasenkrebs ist bei Frauen seltener, dafür aber oft aggressiver als bei Männern.

Der Gender-Aspekt betrifft jedoch nicht nur Frauen, sondern beide Geschlechter, und so widmet sich die Gender-Medizin auch der Männergesundheit. Denn auch Männer sind einerseits von ihrer Biologie geprägt und verhalten sich andererseits entsprechend ihrer gesellschaftlichen Rolle. Seit Generationen gilt die Frau als das schwache, der Mann als das starke Geschlecht. Doch die vermeintlich kraftstrotzenden Männer sind alles andere als nachahmenswert in ihrem Gesundheitsverhalten. Im Gegenteil: Sie nehmen seltener an Vorsorgeuntersuchungen teil, und ihre im Vergleich zu Frauen um rund sechs Jahre kürzere Lebenserwartung ist nur zu einem ganz geringen Teil in der biologischen und genetischen Ausstattung begründet. Männer sind öfter Opfer von Verkehrsunfällen, weil sie Schnellfahren als Beweis von Männlichkeit sehen; sie trinken mehr Alkohol und rauchen öfter und mehr als Frauen – mit den entsprechenden Folgen für ihre Gesundheit. Männer leben aber nicht nur in ihrer Freizeit, sondern auch in der Arbeitswelt gefährlicher: Rund 90 Prozent der tödlichen Arbeitsunfälle haben Männer zum Opfer. Auch sind Männer, das zeigen viele Statistiken und Studien, an einer gesunden Lebensführung und an ihrer eigenen Gesundheit weit weniger interessiert als Frauen.

Aber auch Besonderheiten, die größtenteils auf biologische Gegebenheiten zurückzuführen sind, werden nach und nach deutlich:

- So betrifft der plötzliche Herztod unter Sportlern fast ausschließlich Männer.
- Wesentlich mehr Männer als Frauen erkranken an Leukämie.[8]

- Bei Männern entstehen Darmpolypen – mögliche Vorläufer von Darmkrebs – bedeutend früher als bei Frauen.
- Mehr Männer als Frauen sterben an Infektionserkrankungen.

Auf solche geschlechtsspezifische Gesundheitsprobleme von Männern wurde bisher kaum eingegangen. Denn trotz ihrer Männerzentrierung ist die Medizin auf einigen Gebieten regelrecht geschlechterblind, das zeigt ein weiterer Blick in die medizinische Datenbank PubMed. Dort sind mehr als 30.000 Fachartikel mit dem Stichwort „Women's Health" gelistet. Mit dem Stichwort „Men's Health" gibt es bloß rund 3000, also ein Zehntel davon.[9] Nach wie vor existieren wenige Einrichtungen, die speziell für Männer bestimmt sind, sieht man von urologischen Abteilungen und Fachpraxen ab, wo es hauptsächlich um Potenzschwierigkeiten geht. Deshalb gibt es seit einigen Jahren auch Forschungsschwerpunkte auf dem Gebiet der Männergesundheit, und die Gender-Medizin rückt vermehrt auch den Mann in ihren Fokus.

Pillen für Männer

Wenn neue Wirkstoffe auf ihre Wirkung und Sicherheit geprüft werden, geschieht das in großangelegten klinischen Tests mit vielen Hunderten Patienten. Bis vor Kurzem stand der Mann – und hier wiederum vor allem der rund 30-jährige, weiße Mann – bei solchen Arzneimittelstudien im Mittelpunkt, selbst wenn es um Mittel ging, die später auch Frauen helfen sollten. Der Grund dafür ist ebenso simpel wie unlogisch: Seitdem das Schlafmittel Contergan Anfang der 1960er Jahre bei Ungeborenen zu gravierenden Fehlbildungen geführt hat, befürchtet die Pharmaindustrie, dass Kinder geschädigt werden könnten, wenn eine Probandin während einer Medikamentenstudie ungewollt schwanger wird. Das bedeutet, dass bei vielen auf dem Markt befindlichen Arzneimitteln gar nicht bekannt ist, ob sie für Ungeborene potenziell schädlich sind und ob sie bei Frauen überhaupt anders wirken als bei Männern.

In der ersten großen Vergleichsstudie zum Thema Arzneimittelforschung an Frauen im Jahr 2001 stellte sich heraus, dass nur in einem Viertel der 442 in den vorangegangenen Jahren veröffentlichten Studien überhaupt Frauen miteinbezogen waren. Und inwieweit Frauen anders auf das Medikament reagierten als Männer, wurde gar nur in 14 Prozent dieses Viertels untersucht.[10] Dass eine solche einseitige Forschung Folgen hat, bedarf keiner weiteren Erläuterung. So hat sich erst in der Praxis herausgestellt, dass verschiedene Antibiotika bei Frauen eher Herzrhythmusstörungen auslösen als bei Männern; oder dass Frauen schon auf eine geringere Dosis von Beruhigungsmitteln ansprechen als Männer – unabhängig von ihrem geringeren Körpergewicht.

Langsam ist hier jedoch eine Änderung im Gange. Sowohl auf EU-Ebene als auch von den Wissenschaftsministerien in Deutschland und Österreich wurden Richtlinien erarbeitet, die vorschreiben, dass der Gender-Aspekt in Forschungsvorhaben zu berücksichtigen ist: auch das ein Bereich der Gender-Medizin.

Wer geschlechtsspezifische Unterschiede zu seinem Forschungsgegenstand macht, gerät schnell in die Diskussion um politische Korrektheit. Und ebenso schnell kommt der Vorwurf, allein schon die Suche nach solchen Unterschieden beweise eine sexistische Haltung und zementiere gewisse

Vorurteile ein, die die jahrhundertelange Diskriminierung der Frauen beförderte. Das Gegenteil ist der Fall. In der Gender-Medizin geht es darum, den Unterschieden auf den Grund zu gehen, um sie in der Vorsorge, dem Erkennen und Behandeln von Krankheiten zu berücksichtigen und damit Frauen wie Männern ein gesünderes Leben zu ermöglichen.

Die Sache mit den Genen

Wann ist ein Mann ein Mann? Und eine Frau eine Frau? Vielleicht gibt es nicht nur zwei Geschlechter, sondern unendlich viele, sagen Genetikerinnen und Genetiker. Und ist das, was in den Genen steht, wirklich unabänderlich?

Eigentlich war Nettie Stevens Lehrerin, viele andere Berufsaussichten gab es im ausgehenden 19. Jahrhundert für Frauen nicht. Doch die Biologie faszinierte sie so sehr, dass sie ans College zurückkehrte und schließlich an der Stanford University ihren Doktor in Zytologie machte, der Lehre von den Zellen. Die Chromosomen interessierten Nettie Stevens am meisten, die Träger der Erbsubstanz im Zellkern, die Mitte der 1850er Jahre entdeckt worden waren. 1905 fiel ihr ein bedeutender Unterschied auf: Der Chromosomensatz des weiblichen Mehlwurms sah anders aus als der des männlichen. Und da es in der Wissenschaft vom Mehlwurm zum Menschen oft nur ein kleiner Sprung ist, war die Annahme, dass auch beim Menschen der Geschlechtsunterschied auf einem Chromosom sitzt, nicht weit – und nicht falsch.

Aus 23 im Kern (fast) jeder Zelle gelegenen Chromosomenpaaren besteht die Erbsubstanz des Menschen, auf denen die Gene sitzen. 22 Paare davon setzen sich aus jeweils gleichen Chromosomen zusammen. Das hat den Vorteil, dass bei einem beeinträchtigten Gen auf einem Chromosom sozusagen sein Pendant auf dem zweiten Chromosom einspringen kann. Das letzte Paar bestimmt das Geschlecht. Bei Frauen sind die beiden Geschlechtschromosomen ebenfalls gleich, sie werden als X-Chromosomen bezeichnet. Bei Männern sind sie verschieden: ein X- und ein wesentlich kleineres Y-Chromosom. Ausnahmen sind Eizellen und Samenzellen. Sie enthalten jeweils nur einen einfachen Chromosomensatz.

Erst 1990 wurde klar, was den kleinen Unterschied tatsächlich ausmacht: Der britische Genetiker Peter Goodfellow entdeckte ein Gen, dem er das Kürzel SRY verpasste (für Sex determining Region Y – geschlechtsbestimmende Region Y).[11] Es liegt, wie der Name vermuten lässt, auf dem Y-Chromosom und enthält den Bauplan für einen Eiweißstoff, der so etwas wie ein Signalgeber ist. In den ersten Wochen sind weibliche und männliche Embryonen abgesehen von ihren Geschlechtschromosomen völlig gleich. Ungefähr in der siebenten Entwicklungswoche des Embryos wird das SRY-Gen angeschaltet, und es setzt eine ganze Kaskade von molekularen Signalen in Gang, die die weitere Entwicklung vorantreiben: Hoden bilden sich, in denen das Geschlechtshormon Testosteron produziert wird, das wiederum in verschiedenen Zellen des Körpers und des Gehirns wirkt. Existiert das SRY-Gen nicht – also bei Mädchen –, bildet der Organismus weibliche Geschlechtsmerkmale und das Hormon Östradiol. Allerdings sind die Geschlechtshormone nicht ausschließlich männlich bzw. weiblich. Bei Frauen und Männern zirkulieren sowohl Testosteron als auch Östradiol im Blut, bloß in unterschiedlicher Menge, da das meiste Testosteron in den Hoden und das meiste Östradiol in den Eierstöcken produziert wird.

Natur oder Kultur?

„Bei dem, was wir das biologische Geschlecht nennen, ist die Genetik extrem relevant", sagt der Humangenetiker Markus Hengstschläger, Leiter des Instituts für Medizinische Genetik der Medizinischen Universität Wien.[12] „Menschen mit den Geschlechtschromosomen XX sind weiblich, jene mit XY sind männlich." Doch ganz so einfach ist die Sache nicht: „Wir wissen, dass es Menschen gibt, die, obwohl sie biologisch einem Geschlecht zugehörig sind, trotzdem dieses tiefe innere Gefühl haben, dem anderen Geschlecht anzugehören. Man nennt das Transsexualität."

Transsexualität ist für die Gender-Frage deshalb so interessant, weil daraus zwei Theorien ableitbar sind. „Die eine ist, dass die Gene, also der Chromosomensatz allein, das Geschlecht doch nicht so hundertprozentig bestimmen", sagt Hengstschläger. Denn wenn es Menschen gibt, die zwar genetisch weiblich sind, aber doch das Gefühl haben, ein Mann zu sein – und umgekehrt –, dann muss es auch andere Faktoren geben, die zumindest dieses Gefühl steuern. Die zweite Theorie erinnert laut Hengstschläger an den Witz, in dem sich zwei Freunde in der Nacht treffen, der eine sucht seinen Schlüssel unter einer Laterne. Der andere sagt: „Du hast aber Glück, dass du in der Nacht deinen Schlüssel gerade unter einer Laterne verloren hast." Sagt der erste: „Hab ich gar nicht, der muss irgendwo dort drüben liegen." Sagt der zweite: „Warum suchst du dann hier?" Antwort: „Weil hier Licht ist." Genauso verhält es sich möglicherweise mit der Transsexualität: „Sie ist vielleicht genetisch mitbestimmt, aber wir wissen noch nicht, welches Gen da eine Rolle spielt, weil wir vielleicht an der falschen Stelle suchen", meint Genetiker Hengstschläger. Eine familiäre Häufung von Transsexualität, die auf eine vererbbare Anlage schließen lassen könnte, wurde bisher jedenfalls noch nicht gefunden.

Zur Frage, wie die Geschlechtsidentität entsteht, gibt es jedoch auch noch andere Beobachtungen. Etwa den Fall, den der amerikanische Psychiater und Sexualforscher John Money eigentlich als Beweis seiner These der Umweltprägung sehen wollte. Im entschiedenen Gegensatz zu den radikalen Erblehren in der ersten Hälfte des 20. Jahrhunderts war Money von der Ansicht ausgegangen, dass Sexualverhalten und männliche und weibliche Rollenorientierung einzig und allein anerzogen sind. Er vertrat die Meinung, dass das Kleinkind im zweiten Lebensjahr seine äußeren Geschlechtsorgane entdeckt und anfängt, andere Menschen, die genauso aussehen wie es selbst, nachzuahmen und in diesem Verhalten auch von seiner Umwelt bestärkt wird. Dieser Theorie folgend, empfahl Money den Eltern des kleinen Bruce, dessen Penis 1965 durch einen Kunstfehler bei einer Beschneidung verstümmelt worden war, ihm die Hoden entfernen zu lassen und ihn als Mädchen aufzuziehen. Doch Brenda, wie Bruce anschließend genannt wurde, konnte sich schon als Kind nicht mit der Mädchenrolle anfreunden, riss sich das Rüschenkleidchen vom Leib und war auch als Jugendliche kreuzunglücklich. Anfang der 1980er Jahre unterzog sich Brenda mehreren Operationen, die sie wieder zum Mann machten. Er hatte sich einfach immer wie ein Mann gefühlt, sagte Bruce-Brenda, der sich später David nannte, in mehreren Interviews.[13, 14]

Mehr als zwei Geschlechter

Ist das ein Beweis dafür, dass allein die Biologie das Geschlecht bestimmt und sich auf jeden Fall gegen die Umwelt durchsetzt? „Ich glaube, man kann es nicht auf diesen Biologismus reduzieren, man muss immer auch akzeptieren, dass Umweltfaktoren eine wesentliche Rolle spielen", sagt Hengstschläger. Und für den Genetiker ist die Sache noch weit komplizierter. In den letzten 20 Jahren wurde neben dem Thema Transsexualität noch etwas anderes heiß diskutiert: die Intersexualität. Durch bestimmte, meist genetische Veränderungen ist ungefähr jedes 4000. Kind, das zur Welt kommt, nicht eindeutig einem der beiden Geschlechter zuzuordnen, nicht durch seine äußeren Geschlechtsmerkmale und oft auch nicht durch seine genetische Ausstattung. Zwitter nannte man sie früher, als Hermaphroditen werden sie in der Mythologie bezeichnet. Ein spektakulärer Fall war jener der damals 18-jährigen südafrikanischen Mittelstreckenläuferin Caster Semenya, die 2009 bei der Leichtathletik-Weltmeisterschaft in Berlin die Goldmedaille im 800-Meter-Lauf errang. Wegen ihrer tiefen Stimme und ihres maskulinen Aussehens wurden Gerüchte laut, dass Semenya intersexuell sein könnte. Unzählige Medienberichte mit immer neuen Spekulationen erschienen überall auf der Welt, Semenyas Mutter beteuerte in Fernsehinterviews, dass ihr Kind weiblich sei. Schließlich ordnete der Leichtathletikverband IAAF medizinische und genetische Tests zur Überprüfung des Geschlechts an, was von Menschenrechtsgruppen scharf kritisiert wurde. Die Ergebnisse der Tests wurden nicht veröffentlicht, allerdings hieß es aus dem IAAF kryptisch: „Es ist klar, dass sie eine Frau ist, aber nicht zu 100 Prozent."[15] Caster Semenya startet jedenfalls weiter bei Frauenwettbewerben.

Mann liebt Frau liebt Frau liebt Mann

Drei Jahre, nachdem Genetik-Fachleute auf der ganzen Welt mit dem ehrgeizigen Projekt begonnen hatten, das menschliche Genom zu entschlüsseln, gab es eine der in den 1990er Jahren auf diesem Gebiet zahlreichen Sensationsmeldungen: Homosexualität ist genetisch, hieß es. Im renommierten Wissenschaftsjournal „Science“ war eine Studie erschienen, in der Dean Hamer vom biochemischen Labor am US-amerikanischen National Cancer Institute die Familien von 114 homosexuellen Männern untersucht hatte und auf eine genetische Ähnlichkeit gestoßen war.[16] Allerdings handelte es sich dabei nicht, wie von den bunten Blättern weltweit kolportiert, um ein „Homosexuellen-Gen“, sondern bloß um einen so genannten Marker, einer auffällig veränderten Stelle am X-Chromosom. „Wahrscheinlich haben selten so viele Leute so heftig auf so ein Bisschen reagiert“, schreibt Hamer in seinem Buch „Das unausweichliche Erbe“[17]. Von Genetiker-Kolleginnen und -kollegen über kirchliche Würdenträger bis zu Homosexuellenorganisationen meldeten sich alle zu diesem vermeintlichen Sensationsfund zu Wort. Die Sache hatte allerdings einen Haken: Hamers Entdeckung konnte von anderen Forschungsgruppen nicht bestätigt werden. Auch eine genetische Anlage für weibliche Homosexualität wurde bis heute nicht nachgewiesen.

War es früher üblich, diese Kinder nach Beratung mit den Eltern in eine Richtung zu operieren, um ihnen eine geschlechtliche Identität zu geben, gibt es seit zehn Jahren ausgehend von Amerika Bestrebungen, Intersexuelle als eigenes Geschlecht anzusehen. „Intersexuelle Menschen, die umoperiert wurden, hatten oft große Schwierigkeiten mit ihrer Identitätsfindung und ihrem Leben", sagt Markus Hengstschläger. „Im Prinzip spricht nichts dagegen, diese Menschen so zu belassen, wie sie auf die Welt kommen, abgesehen davon, dass die Eltern vielleicht nicht wissen, was sie mit der Tatsache anfangen sollen, dass ihr Kind kein Bub und auch kein Mädchen ist." Doch was die gar nicht seltenen Beispiele zeigen, ist, dass es biologisch vielleicht nicht nur drei Geschlechter, nämlich männlich, weiblich und intersexuell, gibt, sondern unendlich viele. Denn es gibt zahlreiche Übergänge zwischen dem einen und dem anderen, von denen längst noch nicht alle bekannt sind.

Rund eines von 2500 Mädchen kommt mit nur einem X-Chromosom zur Welt. Diese Besonderheit wird als „Turner-Syndrom" bezeichnet oder als „Monosomie X". Die Betroffenen sehen weiblich aus, haben aber später keine Menstruation, zudem sind sie meist kleinwüchsig. Gelegentlich bestehen Fehlbildungen der inneren Organe, besonders des Herzens oder der Nieren, die Lebenserwartung ist jedoch nicht vermindert.

Sowohl bei Männern als auch bei Frauen können zusätzliche X-Chromosomen vorkommen. Die Folgen sind unterschiedlich. Frauen mit dieser Chromosomenvariation – bei rund jeder 1000. ist das der Fall – sind schmal gebaut und werden meist sehr groß. Abgesehen davon entwickeln sie sich unauffällig und haben eine normale Menstruation. Je mehr X-Chromosomen vorhanden sind, desto wahrscheinlicher werden gesundheitliche Beeinträchtigungen. Haben Männer ein zusätzliches X-Chromosom, so nennt die Medizin das das „Klinefelter-Syndrom", von dem rund einer von 500 Männern betroffen ist. Bei ihnen ist die Produktion des Geschlechtshormons Testosteron vermindert, was sich unter anderem darin äußert, dass sie geringeren Bartwuchs haben und die Fruchtbarkeit beeinträchtigt ist.

Es kommt auch vor, dass Männer zwei oder mehr Y-Chromosomen haben. Bei ihnen fällt schon in der Kindheit ein schnelleres Wachstum auf als bei anderen Gleichaltrigen, hingegen können sie in ihrer geistigen Entwicklung mitunter verzögert sein.[18]

Vorteile, männlich und weiblich

Zwischen 900 und 1200 Gene sitzen auf dem X-Chromosom, das für die menschliche Entwicklung ungeheuer wichtig ist. Ohne X-Chromosom kann sich eine befruchtete Eizelle nicht weiterentwickeln. „Allerdings spielt nur ein einziges Gen auf dem X-Chromosom eine Rolle in der weiblichen Entwicklung", erklärt die amerikanische Biologin Tara Rodden Robinson, alle anderen Gene, die für die weibliche Ausprägung („Phänotyp" nennen die Fachleute das) wichtig sind, liegen auf den anderen Chromosomen. Dagegen sind fast alle 70 bis 300 Gene auf dem wesentlich kleineren Y-Chromosom mit der Geschlechtsdifferenzierung und den Geschlechtsfunktionen beschäftigt.[19]

Die Tatsache, dass Frauen zwei X-Chromosomen haben und Männer ein X- und ein Y-Chromosom, hat aber noch andere Auswirkungen als die Geschlechtsidentität. „In vielen Aspekten haben die Frauen biologische Vorteile", sagt Genetiker Hengstschläger. Beispielsweise gibt es Erbkrankheiten, die auf dem X-Chromosom sitzen, aber nur entstehen können, wenn kein intaktes Gen zur Verfügung steht, das den Schaden wettmacht. „Und da die Frau zwei X-Chromosomen hat, ist die Wahrscheinlichkeit, eine solche Krankheit zu bekommen, wesentlich geringer.“ Klassisches Beispiel ist die Bluterkrankheit, eine Störung der Blutgerinnung. Frauen können diese X-gekoppelte Erbkrankheit übertragen, erkranken aber nur äußerst selten, weil sie eben auf ihrem zweiten X-Chromosom in den allermeisten Fällen noch ein intaktes Gen für die Blutgerinnung haben. Laut Aufzeichnungen war die englische Königin Victoria Trägerin der für die Bluterkrankheit verantwortlichen Genstörung. Von ihren vier Söhnen war einer Bluter, von ihren fünf Töchtern waren zwei Überträgerinnen der Krankheit.

Umgekehrt ist das Y-Chromosom eine Besonderheit, die Genetiker und Evolutionsbiologen schon lange fasziniert. Da es keine Sicherheitskopie hat, sondern allein steht, hat es im Lauf der Jahrmillionen bis zu einem gewissen Grad gelernt, sich selbst zu reparieren. Der Biologe Steve Rozen vom renommierten Massachusetts Institute of Technology MIT hat gemeinsam mit seiner Forschertruppe quasi den Stammbaum eines Gens auf dem Y-Chromosom zurückverfolgt und dabei entdeckt, dass Genmutationen, also Veränderungen, sehr viel häufiger vorkommen als bis dahin angenommen.[20] Eine Erkenntnis, die manche Wissenschaftler schon zu der Aussage veranlasst hat, dass es der Mann ist, der die Evolution vorantreibt. Allerdings sind diese Veränderungen nicht alle zwangsläufig positiv. So lässt sich bei einem Viertel aller zeugungsunfähigen Männer das Problem der Unfruchtbarkeit auf Unregelmäßigkeiten auf dem Y-Chromosom zurückführen.[21] Manche Fachleute sprechen überhaupt davon, dass der Mann ohnehin bald aussterben wird. Immerhin hat das Y-Chromosom in den vergangenen 300 Millionen Jahren bereits zwei Drittel seiner ursprünglichen Größe eingebüßt.[22]

Epigenetik: Gen-Reparatur ist möglich

Nicht nur die Debatte, ob nun die Einflüsse der Natur oder der Kultur bei dem, was Männer und Frauen ausmacht, überwiegen, geht weiter. In den letzten Jahren haben die Genetikerinnen und Genetiker noch etwas anderes entdeckt: Nicht alles, was im Erbgut geschrieben steht, muss als Programm unabänderlich ablaufen. Die Hinweise mehren sich, dass Erfahrungen und Gefühle, Ernährung und Umweltschadstoffe die Art und Weise, wie Gene arbeiten, verändern können. Denn in den Chromosomen sitzt sozusagen eine übergeordnete Ebene von Informationen: die epigenetischen Mechanismen. „Die Epigenetik ist ein sehr klares Prinzip“, sagt der Genetiker Markus Hengstschläger. Jeder Mensch entsteht aus einer Eizelle, die von einer Samenzelle befruchtet worden ist. Diese eine Zelle ist der Beginn. Im Laufe der embryonalen Entwicklung entstehen daraus viele verschiedene Zellen – Hautzellen, Nervenzellen, Muskelzellen. Das ist dadurch möglich, „dass beispielsweise in der Nervenzelle andere Gene aus den in der Ursprungszelle vorhandenen verwendet werden als in der Hautzelle, in der Muskelzelle wieder andere“, erklärt Hengstschläger und erläutert den Mechanismus: „Ein Gen wird dadurch nicht verwendet, indem es chemisch auf der DNA zu einer Veränderung kommt und diese Veränderung führt dazu, dass das Gen abgeschaltet wird.“ Die Epigenetik ist das Grundprinzip der Differenzierung der Zellen, aber „unsere Lebensführung hat einen wesentlichen Einfluss darauf, welche Gene verwendet werden und welche nicht“.

Dass der Lebensstil die Gene prägt, bedeutet beispielsweise, dass die Ernährung eines Kindes in der Zeit unmittelbar vor der Pubertät nicht nur Auswirkungen auf sein eigenes

Körpergewicht im späteren Leben hat, sondern auch noch das Leben seiner Kinder und Kindeskinder beeinflusst. Der schwedische Sozialmediziner Gunnar Kaati hat anhand der Daten von Menschen, die in den Jahren 1890, 1905 und 1920 in der nordschwedischen Gemeinde Överkalix geboren wurden, festgestellt, dass die Nachkommen umso eher Herz-Kreislauf-Erkrankungen und Diabetes entwickelten, je üppiger ihre Vorfahren als Kinder ernährt worden waren.[23] Auch die allzu nahrhafte Kost von Frauen während der Schwangerschaft beeinflusst das Essverhalten und damit das Risiko für gewisse Krankheiten ihres Kindes im späteren Leben. Ebenso können ständiger Stress, aber auch Umweltgifte, Spuren im Erbgut von Nervenzellen hinterlassen und damit die Entstehung von psychischen Erkrankungen begünstigen.

Umgekehrt heißt das aber, dass die Erbanlagen nicht unbedingt als Ausrede für Völlerei und Speckpolster taugen. Denn die Prägungen an den Genen beruhen auf chemischen Reaktionen, und die sind umkehrbar. Das hat unter anderem die Studie von Evadnie Rampersaud und Kollegen gezeigt. Die Forschertruppe untersuchte Familien der Religionsgemeinschaft der Amish, die im US-Bundesstaat Pennsylvania leben. Viele von ihnen tragen ein bestimmtes Fettleibigkeits-Gen in sich. Doch sie sind nicht dicker als Menschen, die diese Genvariante nicht haben. Die Erklärung ist relativ einfach. Amish People haben die Errungenschaften der Technik bis heute nicht in ihr Leben gelassen. Das bedeutet, sie fahren nicht mit dem Auto und benutzen auch kaum Maschinen. Damit sind sie den ganzen Tag so viel in Bewegung, dass sie auf diese Weise das Fettsucht-Gen quasi ausschalten.[24]

Von Autos und Puppen

Dass das Gehirn von Männern und Frauen unterschiedlich tickt, zeigt sich unter anderem daran, dass sie an die Lösung von Aufgaben anders herangehen. Das hat auch etwas für sich. Und außerdem sind Denkmuster und Verhaltensweisen änderbar.

Es war eine Versuchsanordnung der Sonderklasse: Im Jahr 2002 setzten Gerianne Alexander von der Texas A&M University und Melissa Hines von der englischen University of Cambridge 90 grünen Meerkatzen verschiedenen Geschlechts einen ganzen Haufen Spielzeug vor. Lastautos und Püppchen, Bälle, Töpfe und Bilderbücher häuften sie vor den kleinen Primaten auf. Als die beiden Psychologinnen sahen, was das Interesse der Affen weckte, waren sie nicht wenig erstaunt: Mit gewisser Regelmäßigkeit schnappten sich die Männchen alles, was Räder hatte, sowie die Bälle, und die Weibchen die Puppen und Küchenutensilien. Neutraleres wie Kuscheltiere und Bilderbücher fand bei beiden Geschlechtern Anklang.[25] Was bewog die Affen zu ihrer Wahl? Das Nachahmen von Rollenmodellen konnte es nicht sein, denn die Affen hatten nie Menschen mit Spielzeug gesehen. Und für gewöhnlich gehen Meerkatzenväter mit ihren Söhnen auch nicht auf den Fußballplatz, ebenso wenig wie Affenmütter ihren Töchtern zeigen, wie man in Töpfen rührt.

Die beiden Forscherinnen schlossen aus dem Verhalten der Meerkatzen, dass sich gewisse geschlechtsspezifische Vorlieben – etwa für bestimmte Farben, Formen oder Bewegungsarten – schon sehr früh in der Entwicklungsgeschichte der Primaten und damit des Menschen herauskristallisiert haben und seither vererben.

Im Jahr 2010 wollte es Melissa Hines genau wissen. Diesmal bot sie das Spielzeug 120 ein- bis zweijährigen Menschenkindern an. Auch in diesem Test bevorzugten die Jungen die Fahrzeuge und die Mädchen die Puppen, was Hines daran maß, wie lange die Kleinen das Spielzeug mit den Augen fixierten. Doch bei der Auswertung stellte sich heraus, dass es nicht die Form und auch nicht die Farbe der Spielsachen war, die den Ausschlag gaben, ob die kleinen Testpersonen davon fasziniert waren.[26] Vielmehr mochten die Jungen alles, was sich bewegt, während die Mädchen sich lieber statischen Dingen widmeten.

Woher kommt dieser Unterschied? Wenn sie nicht nur auf Nachahmung beruhen, müssen diese stereotypen Verhaltensweisen doch irgendwo festgeschrieben sein?

Mehr als nur eine Toy Story

War der ab den 1950er Jahren populär gewordene so genannte Behaviorismus noch davon ausgegangen, dass das Verhalten größtenteils antrainiert ist und die „Blackbox Gehirn" durch Nachahmen und Konditionierung allmählich gefüllt wird, hatte die biomedizinische und molekularbiologische Forschung in den 1980er und 1990er Jahren zahlreiche neue Erkenntnisse geliefert. Vor allem die Entdeckungen der Genetik (siehe Seite 19ff.) und Hirnforschung brachten die

Theorie der alles beeinflussenden Prägung durch Erfahrung und Umwelt gehörig ins Wanken.

Wenn ungefähr in der achten Entwicklungswoche beim männlichen und in der zehnten Woche beim weiblichen Embryo die Hormonproduktion einsetzt, beeinflusst das auch die Gehirnentwicklung, denn Rezeptoren – Andockstellen – für Testosteron und Östradiol, die so genannten Geschlechtshormone, sitzen auch im Gehirn. In zahlreichen Tierversuchen, aber auch in Studien mit Menschen, hat sich gezeigt, dass die Menge des jeweiligen Geschlechtshormons das Wachstum der Nervenzellen mitsteuert und damit prägend ist für die Gehirnentwicklung des Embryos, für die Geschlechtsidentität und in späterer Folge höchstwahrscheinlich für einige Verhaltensweisen.[27]

„Die Durchflutung des männlichen Gehirns mit Testosteron lässt es bereits vor der Geburt anders werden, deshalb kommen die kleinen Jungen schon mit etwas mehr Antrieb und etwas weniger innerer Harmonie zur Welt“, sagt der Göttinger Neurologieprofessor Gerald Hüther, einer der renommiertesten Gehirnforscher Deutschlands.[28] Mädchen, die kurz vor und nach der Geburt aufgrund einer angeborenen Stoffwechselstörung – der Nebennierenrindenhyperplasie – einen ungewöhnlich hohen Spiegel männlicher Geschlechtshormone produzieren, beschäftigen sich später lieber mit typischem Jungenspielzeug wie Autos und können Bälle besser werfen als andere Mädchen. Allerdings, geben Kritiker zu bedenken, sehen diese Mädchen auch männlicher aus, weshalb sie möglicherweise von ihren Eltern und anderen Menschen ihrer Umgebung eher wie Jungen behandelt und in ihrem jungenhaften Verhalten bestärkt werden.

Pubertät: Baustelle Gehirn

Gehirn und Geschlechtshormone stehen in dauernder Wechselwirkung. Denn einerseits gibt das Gehirn das Signal für die Hormonproduktion, andererseits wirken die Hormone auf die Gehirnfunktionen. Eindrucksvolles Beispiel dafür ist die Pubertät. Noch bis vor kurzem meinte man, das Gefühlsleben Pubertierender gleiche deshalb einer Achterbahn, weil sie mit dem Erwachen ihrer Sexualität nicht klarkommen. Das stimmt, doch nur zum Teil. Denn inzwischen weiß man, dass in diesem Lebensabschnitt, angestoßen durch die Geschlechtshormone, ein Totalumbau im Gehirn stattfindet. „Man nahm an, dass das Gehirn wie ein komplett fertig gebautes Haus sei, in dem nur noch die Möblierung umgestellt wird", umreißt es Jay Giedd, Kinderpsychiater an einem der größten Forschungszentren der Welt, dem National Institute of Mental Health im US-Bundesstaat Maryland. Bis zur Pubertät wächst das Volumen der grauen Gehirnsubstanz, in der die Nervenzellen der Großhirnrinde gebildet werden, enorm; innerhalb eines einzigen Jahres kann es sich sogar verdoppeln, stellte Giedd gemeinsam mit einer kanadischen Forschergruppe erst im März 2010 fest. Längst nicht alle Zellen werden jedoch benötigt und so setzt mit der Pubertät ein dramatischer Gewebeverlust ein. Bis zu 30.000 Nervenverbindungen können dabei pro Sekunde zugrunde gehen.[29] Das führt auch zu einem Wirrwarr in der Informationsübertragung, aus dem erst nach und nach klar gezeichnete Transportwege werden. Es entstehen sozusagen neue Datenautobahnen in der Großhirnrinde, dort, wo höhere Denkaufgaben gesteuert werden.

Um zu zeigen, was sich im Gehirn Heranwachsender abspielt, setzte der Psychologe Peter Uhlhaas am Frankfurter

Das trainierte Gehirn

Zwar ist der Umbau des Gehirns in der Pubertät besonders tiefgreifend, doch Veränderungen sind das ganze Leben möglich, sonst könnten wir nicht lernen und uns nichts merken. Denn das menschliche Gehirn ist formbar und in seiner Struktur und Organisation flexibler als lange Zeit gedacht. Welche der Milliarden Nervenverbindungen, die für Denkvorgänge notwendig sind, aufrecht bleiben und welche zugrunde gehen, hängt auch davon ab, wie oft sie in Betrieb sind, das heißt, wie sehr sie genützt werden.
Für die Nutzung der Nervenverbindungen sind äußere Reize äußerst notwendig. Schon gegen Ende der Schwangerschaft werden solche Reize immer bedeutender für die weitere Entwicklung des Babygehirns. „Die genetischen Anlagen sorgen dafür, dass zunächst ein Überangebot an Nervenzellen und an Verknüpfungsmöglichkeiten bereitgestellt wird", erklärte der Neurologieprofes-

Max-Planck-Institut Kinder, Jugendliche und Erwachsene vor Bilder mit verfremdeten Gesichtern und machte ihre Gehirnfunktionen gleichzeitig mit Hilfe bildgebender Verfahren sichtbar. Während die Probanden die Gesichter erkennen mussten – was ihnen umso leichter gelang, je älter sie waren – schwangen ihre Nervenzellen im Gehirn gleichmäßig. Nur bei den 15- bis 17-Jährigen zeigten sich chaotische, unkoordinierte Ausschläge. Psychologe Uhlhaas nimmt das als Zeichen dafür, welchem Umbau das Gehirn Pubertierender unterworfen ist.[30]
Zahlreiche Forscher gehen auch der Frage nach, wie sich die Geschlechtsunterschiede im Gehirn der Heranwachsenden formen. Bei den Jungen nimmt die Menge an zirkulierendem Testosteron – dem Hormon der Vitalität und des sexuellen

sor Gerald Hüther in einem Gespräch.[31] Doch wofür dieses vielfältige Angebot genutzt wird, hängt von den Erfahrungen ab. Diese strukturieren die Netzwerke im Gehirn – und zwar nachhaltig, denn Lernen und Erinnern sind verbunden mit Veränderungen am Erbgut der Nervenzellen. Damit wird „das Gehirn so, wie man es benützt", sagt Hüther. Wenn ein Mann sein Gehirn lange genug für etwas benutzt hat, was seiner Rolle als Mann entspricht, sei es nun als Fußballfan oder Computerfreak, „dann passen sich die dabei benutzten Nervenzellverschaltungen immer besser an diese Art der Nutzung an. Dann hat man irgendwann ein Gehirn, mit dem man genau das immer besser, alles andere aber schlechter kann, z. B. Gespräche führen, zuhören, Wäsche bügeln etc.", so Hüther. Das gilt für Frauen natürlich ebenso, allerdings neigen laut Hüther Männer stärker dazu, solche spezifischen Rollen zu übernehmen.

Interesses – im Alter zwischen neun und 15 Jahren um das 20- bis 25-Fache zu (siehe auch Kapitel „Zähe Frauen, waghalsige Männer", Seite 48ff.). Das mag mit ein Grund sein, warum pubertierende Knaben so hohe Unfallraten haben: Sie begeben sich in Situationen und stürzen sich in Abenteuer, wo Erwachsenen schon beim bloßen Hinschauen die Luft wegbleibt. Wie waghalsig Jugendliche sein können, ist unter anderem auf YouTube zu besichtigen: Sie turnen auf den Dächern dahinbrausender Intercity-Züge, klettern auf Autobahnbrücken herum und werfen einander, an Stühle gefesselt, ins Wasser. Freilich handelt es sich dabei um die Zeugnisse ganz besonderer Großtaten jugendlichen Leichtsinns, doch „no risk – no fun" scheint der Glaubenssatz so mancher männlicher Heranwachsenden zu sein. Auch ist gerade in diesem Alter die Anzahl der Gewaltdelikte besonders hoch.

Andere Unterschiede im weiblichen und männlichen Gehirn scheinen zum Teil von dem Zeitpunkt abzuhängen, wann die Kinder in die Pubertät kommen. Die amerikanische Psychologin Deborah Waber hat bereits Ende der 1970er Jahre festgestellt, dass das räumliche Vorstellungsvermögen eines Menschen im Erwachsenenalter umso besser ist, je später er in die Pubertät gekommen ist. Möglicherweise hängt der Umstand, dass Männer im Durchschnitt bei Aufgaben, die mit dem räumlichen Denken zusammenhängen, besser abschneiden als Frauen also auch damit zusammen, dass Jungen für gewöhnlich später pubertieren als Mädchen (siehe auch „Einpacken, wissenschaftlich", Seite 39f.).[32]

Das Gehirn als Geschlechtsorgan

Wie sehr die Geschlechtshormone Denken, Stimmungen und Verhalten beeinflussen, zeigt sich auch während des Menstruationszyklus; in den durchschnittlich vier Wochen eines Zyklus schwankt die Menge der Hormone Östradiol und Progesteron beträchtlich und ist während der Regelblutung am niedrigsten, in den Tagen des Eisprungs am höchsten. Viele Frauen klagen unmittelbar vor Einsetzen der Blutung über Heißhungerattacken und Reizbarkeit – in der Medizin bekannt als das prämenstruelle Syndrom. Doch das ist längst nicht alles. So hat der Hirnforscher Guillén Fernández von der Universität Bonn festgestellt, dass Frauen, je nachdem, in welchem Abschnitt ihres Zyklus sie sich befinden, das Gehirn anders nutzen. Im linken Schläfenlappen des Gehirns sitzt ein Areal, das zuständig für die Worterkennung ist. Es hat in der rechten Gehirnhälfte eine Entsprechung, die jedoch normalerweise nicht für das Sprachverständnis genutzt wird. Das war zumindest die Lehrmeinung bis zu Fernández' Experiment, in dem er die Gehirntätigkeit der Probandinnen beim Auffinden von Synonymen testete. Da stellte sich nämlich heraus, dass Frauen gegen Ende des Monatszyklus beide Hirnhälften zur Spracherkennung benützen. Auswirkungen auf die sprachlichen Fähigkeiten hat das jedoch nicht. Die Testpersonen schafften die Aufgaben unabhängig vom Hormonspiegel zu 95 Prozent. Überdies bleiben Hirnregionen, die an der Wahrnehmung von sinnlosen Buchstabenfolgen beteiligt sind, von den Hormonschwankungen unbeeinflusst.[33]

Der jungen Salzburger Forscherin Belinda Pletzer gelang mit ihrer Dissertation eine Entdeckung, die weltweit Aufsehen erregte. Sie fand heraus, dass bei Frauen, die mit der Pille verhüten, der bei Frauen ohnehin schon größere Frontallappen noch weiter anwächst.[34] Das könnte darauf hindeuten, so die Wissenschaftlerin in einem Interview, „dass sich typisch weibliche Eigenschaften wie Sprachfähigkeiten, Erinnerungsvermögen und Einfühlsamkeit noch weiter verstärken".[35]

Auch Testosteron ist bei Frauen in unterschiedlichem Ausmaß im Blut vorhanden, zu Zyklusbeginn zirkuliert mehr davon im Körper und auch im Gehirn. Und das wirkt sich durchaus auf verschiedene Denkprozesse aus. So fand der Psychologe Markus Hausmann von der englischen University of Durham heraus, dass Frauen am Beginn ihres Zyklus bei Aufgaben, bei denen es um das räumliche Vorstellungsvermögen geht, besser abschnitten, etwa wenn sie dreidimensionale Figuren miteinander vergleichen mussten, die aus verschiedenen Perspektiven gezeigt wurden. Bei solchen so genannten mentalen Rotationstests erzielen Männer üblicherweise bessere Resultate als Frauen. Umgekehrt tun sich Frauen bei diesen Tests besonders schwer, wenn sie sich in der Mitte ihres Menstruationszyklus befinden, wo das Hormon Östradiol die höchsten Konzentrationen erreicht.[36]

Die abnehmende Hormonproduktion scheint ebenfalls einen Einfluss auf die Gehirnleistung zu haben. Die Neurologin Gail Greendale von der University of California in Los Angeles beobachtete mehr als 2300 Frauen im Alter zwischen 42 und 52 über vier Jahre lang hinsichtlich ihrer kognitiven Fähigkeiten. Getestet wurden ihr Worterinnerungsvermögen und ihre Kombinationsgabe durch einschlägige Hirnleistungs- und Intelligenzaufgaben. Dabei zeigte sich, dass Frauen, die unmittelbar vor oder nach der allerletzten Regelblutung – der Menopause – waren, die größten Schwierigkeiten bei der Lösung hatten. Allerdings ist die Hirnträgheit offenbar vorübergehend. Dieselben Frauen erzielten bei ähnlichen Tests ein paar Jahre später wesentlich bessere Ergebnisse.[37]

Die Geschlechtshormone wirken sich auch auf die Denkleistung von Männern aus, denn auch bei ihnen ist der Hormonspiegel nicht so stabil wie bis vor kurzem noch behauptet. Wie viel Testosteron im Blut zirkuliert, ist stark von der Tages- und Jahreszeit abhängig, morgens ist die Hormonkonzentration am höchsten, im Frühling niedriger als im Herbst.[38] Und umgekehrt zu den Frauen sind die Leistungen im räumlichen Denken bei Männern umso schlechter, je höher ihr Testosteronspiegel ist.

Mars und Venus

Spätestens seit zu Anfang dieses Jahrhunderts das menschliche Genom entschlüsselt wurde, ist auch in Populärmedien vermehrt von der biologischen Prägung der Geschlechter die Rede. Schon einige Jahre zuvor hatten Psychologen wie der texanische Paar- und Familientherapeut John Gray begonnen, die evolutionsbedingten Unterschiede zwischen den, wie er es nannte, von der Venus stammenden Frauen und vom Mars kommenden Männern zu dokumentieren und fand mit seinen Büchern reißenden Absatz. Und schließlich veröffentlichte das australische Autorengespann Barbara und Allan Pease den ersten ihrer Bestseller, der wie seine zahlreichen Nachfolger die Klischees von männlichen und weiblichen Verhaltensweisen zementierte. Männer können eben nicht zuhören und Frauen nicht einparken, lautet die platte Botschaft, die mit (pseudo-)wissenschaftlichen Erkenntnissen unterfüttert und von Feministinnen wegen ihres Biologismus heftig kritisiert wird.

Einparken, wissenschaftlich

In die Denkleistungen von Frauen und Männern spielen noch ganz andere Faktoren hinein, und das sind nicht die unwichtigsten. Dem gängigen Vorurteil, dass Frauen nicht einparken können, ist der Bochumer Professor für Biopsychologie Onur Güntürkün mit einem einfachen Versuch auf den Grund gegangen. Ein Auto rückwärts einzuparken ist tatsächlich eine Herausforderung an das räumliche Vorstellungsvermögen. Das Lenkrad muss in die Gegenrichtung gedreht werden, und der Fahrer oder die Fahrerin muss ungefähr im Gefühl haben, wie lang und breit das Fahrzeug ist. Wie gut es ge-

Anders verteilte Intelligenz

„Männer sind intelligenter", „Intelligenz ist Frauensache" – so lauten die Schlagzeilen populärer Zeitungen und Zeitschriften, wenn es wieder mal Neuigkeiten aus der Gehirnforschung zu kolportieren gilt. Aus den rein anatomischen Gegebenheiten im Oberstübchen lassen sich jedoch keine Schlüsse auf die Intelligenz eines Menschen ziehen.

Einen Unterschied gibt es jedoch: Stellt man den durchschnittlichen Intelligenzquotienten einer Gruppe von Menschen auf einer so genannten Gauß'schen Glockenkurve dar, so ist jene der Männer etwas nach rechts verschoben und auch breiter als die der Frauen. Das bedeutet: Es gibt unter den Männern mehr extrem Hochbegabte – unter den intelligentesten zwei Prozent der Bevölkerung sind doppelt so viele Männer wie Frauen –, aber es gibt auch mehr unterdurchschnittlich Intelligente.[39]

lingt, in die Lücke zu treffen, hängt also zum Großteil davon ab, wie gut man Dimensionen und Drehungen im Raum abschätzen kann. Die Behauptung, dass Männer besser einparken können als Frauen, ist seit dem ersten Buch des australischen Autorenduos Allan und Barbara Pease ein geflügeltes Wort und sie ist eine Schlussfolgerung aus dem Umstand, dass Männer sich gewöhnlich besser im Raum zurechtfinden. Der Biopsychologe Güntürkün ließ also Männer und Frauen – Anfänger und langerprobte Autofahrer beiderlei Geschlechts – einparken. Tatsächlich bewerkstelligten Frauen trotz gleicher Fahrpraxis die Aufgabe insgesamt langsamer als Männer. Auch manövrierten sie das Auto weniger genau auf die vorgegebenen Markierungen. Und sie schnitten beim mentalen Rotationstest schlechter ab. Aber Güntürkün ließ

Die Ursache für letzteres will der Ulmer Professor für Medizinische Genetik Horst Hameister gefunden haben. Er hat gemeinsam mit seinem Team Daten aus dem Human Genome Project – der Entschlüsselung des menschlichen Erbguts – analysiert. Die Forscher fanden frühere Vermutungen bestätigt, dass die Gene für Intelligenz offenbar bevorzugt auf den X-Chromosomen, den weiblichen Geschlechtschromosomen, lokalisiert sind. Und von diesem besitzt die Frau in der Regel zwei Exemplare, der Mann aber nur eines. „Das erklärt die schon seit rund hundert Jahren gut belegte Beobachtung, dass erheblich mehr Männer als Frauen geistig behindert sind“, sagt Hameister. „Da Frauen quasi ein X-Ersatzchromosom haben, können sie Gendefekte auf einem der beiden X-Chromosomen teilweise mit dem intakten Pendant auf dem anderen ausgleichen.“[40] (Siehe auch „Die Sache mit den Genen“, Seite 19ff.).

die Probandinnen und Probanden ihre Einparkfähigkeiten auch selber abschätzen. Da zeigte sich, dass die Geschwindigkeit des Manövers bei den Fahranfängern und -anfängerinnen stark von ihrem räumlichen Vorstellungsvermögen abhing, die Genauigkeit aber davon, wie sie ihr Können selbst einschätzten. Und je erfahrener die Testpersonen waren, desto weniger fiel ins Gewicht, ob sie den mentalen Rotationstest gut oder schlecht bestanden hatten. Da bestimmte allein das Selbstbild die Leistung. Das aber war bei Männern – egal, ob Anfänger oder Fortgeschrittene – durchwegs besser als bei den Frauen. Fazit laut Güntürkün: „Die Parklücke in den Augen der Frau: eine Gefahr, die vermieden wird. Die Parklücke in den Augen des Mannes: eine Herausforderung, die bewältigt werden will.“[41]

Auch der Test des Soziologen Moshe Hoffman von der kalifornischen University San Diego spricht Bände. In Nordostindien gibt es Stämme, die zwar genetisch eng verwandt, aber sozial anders organisiert sind. Während bei den Kari die Männer das Land besitzen und Frauen in der Erbfolge leer ausgehen, ist es bei den Kashi genau umgekehrt. Hoffman ließ Vertreterinnen und Vertreter beider Stämme Tierpuzzles zusammenfügen – eine Aufgabe, bei der zur Lösung räumliches Verständnis hilfreich ist –, und zwar unter Zeitdruck. Bei den Kari waren die Männer schneller. Bei den Kashi waren Männer und Frauen ungefähr gleich schnell.[42]

Geschlechtstypisch anders

Die sprichwörtlichen Unterschiede im Denken und Verhalten von Männern und Frauen füllen Bestseller und sind immer wieder Anlass für mehr oder weniger geschmackvolle Witze und das Einbetonieren von Stereotypien. Während die Anthropologie die männlichen und weiblichen Denk- und damit Verhaltensmuster auf die vermeintliche Arbeitsteilung unserer urzeitlichen Vorfahren zurückführt – Männer gingen auf die Jagd und saßen am Abend ums Feuer, Frauen sammelten Beeren und kümmerten sich um die Kinder –, und die Evolutionsbiologie die Sicherung des Fortbestands der Art als Grund für die unterschiedlichen Verhaltensstrategien benennt, sind Neurobiologen und Kognitionspsychologen auf der ganzen Welt dabei, die Geschlechtsunterschiede mit Hilfe der Erkenntnisse ihrer Disziplinen zu erklären. In vielen Bereichen des Denkens, der Wahrnehmung und des Verhaltens sind die Forscherinnen und Forscher bereits auf Verschiedenheiten gestoßen: beim Sehen und Hören, beim Erkennen von Gesichtern, bei Schmerz, Gedächtnis und Stress und bei verschiedenen Erkrankungen des Gehirns und der Psyche. Selbst so genannte otoakustische Emissionen, minimale, vom Trommelfell erzeugte Geräusche, die bei jedem Menschen immer wieder spontan entstehen, sind bei erwachsenen Frauen lauter und häufiger als bei Männern, Kindern und Babys.[43]

Neue bildgebende Techniken haben es ermöglicht, die Unterschiede sichtbar zu machen. Die Verarbeitungsreize im Gehirn von Männern und Frauen hat unter anderem Bettina Pfleiderer von der Universität Münster mit ihrer Arbeitsgruppe Cognition & Gender untersucht. Mit Hilfe der funktionellen Magnetresonanztomografie konnte sie beobachten, dass beim Verarbeiten von Sprachreizen bei Frauen meist andere Hirnareale Aktivität zeigen als bei Männern, nämlich eher vordere Bereiche der Großhirnrinde, deren Aktivität wie gesagt unter anderem durch weibliche Hormone wie Östrogen beeinflusst zu werden scheinen. „Zu diesen Befunden passt die Beobachtung, dass Frauen deutlich häufiger Sprachstörungen aufweisen, wenn der Schlaganfall mehr im vorderen Bereich der Großhirnrinde auftritt", betonte Pfleiderer dazu in einem Interview. Sie meint, dass diese Erkenntnisse in der Rehabilitation von Schlaganfallpatientinnen eingesetzt werden könnten. So sei es für Frauen nach einem Schlaganfall günstig, wenn bei Sprach- oder Gedächtnisübungen nüchterne Inhalte in einem emotionalen Zusammenhang präsentiert werden. „Also etwa im Zusammenhang mit Farben oder mit Wörtern, die selbst einen emotionalen Inhalt haben."[44] Andere Untersuchungen haben gezeigt, dass Frauen unter Stressbedingungen weniger gut lernen als Männer, denen Stress zu einer besseren Gedächtnisleistung verhilft.[45]

Wiederum andere Tests haben ergeben, dass Frauen sich nach einem Gespräch besser an Einzelheiten der äußeren Erscheinung ihres Gesprächspartners wie Frisur, Augenfarbe, Kleidung oder Accessoires wie Gürtel oder Ohrringe erinnern können als Männer. Das mag daran liegen, dass bei Frauen die linke Amygdala stärker reagiert, meint zumindest der kalifornische Neurobiologe Larry Cahill.[46] Auch in anderen Bereichen scheint bei Frauen die linke Gehirnhälfte aktiver. Ein Teil des Frontallappens der Gehirnrinde („präfrontaler Cortex“) ist daran beteiligt, wie Menschen Entscheidungen treffen. Ist bei Frauen diese Großhirnregion auf der linken Seite durch eine Verletzung geschädigt, haben sie Schwierigkeiten bei der Entschlussfassung. Bei Männern tritt das gleiche Problem auf, wenn die Beeinträchtigung rechts besteht.[47]

Freilich beruhen manche Zusammenhänge noch auf Spekulation. Und die Tests messen ganz bestimmte Fähigkeiten – meist losgelöst von anderen Faktoren und deshalb nicht immer alltagsrelevant. Zudem werden die bildgebenden Verfahren wie die funktionelle Magnetresonanztomografie bzw. manche Schlüsse, die aus ihren Aufzeichnungen gezogen werden, in letzter Zeit vermehrt angezweifelt. Die Aussagekraft der Hirnscans scheint doch nicht so groß zu sein wie ursprünglich erhofft, als die bunten Bilder euphorisch als Beweis für so manche Behauptung hergenommen wurden. Denn anders als immer wieder behauptet, wird bei dieser Methode nicht die Gehirnaktivität selbst gemessen, sondern vielmehr die vermehrte Durchblutung, die eine Folge dieser Aktivität ist. Da die Tomografen dabei eine Mammutaufgabe an Rechenleistung zu bewältigen haben, ist die Fehlerquelle entsprechend groß. Zudem müssen der Versuchsleiter bzw. die Versuchsleiterin selbst definieren, was sie unter einem wissenschaftlich „signifikanten", also bedeutsamen Ergebnis verstehen. Je niedriger dabei der Schwellenwert angesetzt wird, desto eher wird das Gerät eine Aktivität anzeigen. All diese Unwägbarkeiten und Zufälligkeiten in den Resultaten veranlassen immer mehr Wissenschaftlerinnen und Wissenschaftler zur eindringlichen Empfehlung, die Bilder und Daten nicht überzuinterpretieren.[48]

Tatsache ist jedoch: Es gibt sowohl anatomische als auch funktionelle Unterschiede im Gehirn von Männern und Frauen, „Dimorphismus" wird das in der Wissenschaft genannt. Männer haben das größere Gehirn. Es ist im Durchschnitt um elf Prozent voluminöser als das von Frauen, die Mittelwerte liegen bei 1350 beziehungsweise 1220 Gramm. Auch die Anzahl der Nervenzellen in der Großhirnrinde ist bei Männern höher als bei Frauen und die so genannte präoptische Region im Hypothalamus, einem Abschnitt des Zwischenhirns, die unter anderem für die Temperaturregelung des Körpers, aber auch für den Sexualtrieb zuständig ist, ist bei Männern ausgeprägter. Bei Männern sind die beiden Hirnhälften stärker auf bestimmte Aufgaben spezialisiert, und die Verbindung dazwischen, der Balken, ist bei Männern dünner. Bei Frauen ähneln einander die beiden Gehirnhälften stärker.

Männer haben auch einen größeren Scheitellappen, der maßgeblich am räumlichen Sehen beteiligt ist, und eine größere Amygdala, die Mandelkern genannte Region im Schläfenlappen, die unter anderem den Sitz von Angst, Aggression und Erregung darstellt. Umgekehrt sind bei Frauen bestimmte Bereiche des vorderen Großhirns stärker ausgeprägt. Das gilt auch für den für Erinnerung und Lernen zuständigen Hippocampus.[49]

Tatsache ist aber auch: Während manche Forscher wie der Neurobiologe Larry Cahill sagen, dass bei fast allen Säugetieren ein Zusammenhang zwischen der Bedeutung einer Verhaltensweise und der Dimension der dazugehörigen Gehirnregion besteht, beharren andere darauf, dass die Größe nichts mit der Leistungsfähigkeit zu tun hat. Bedeutend wichtiger als die Anzahl der Nervenzellen ist die Art, wie sie miteinander verschaltet sind. Auch führt nicht jeder anatomische Unterschied zwangsläufig zu einem anderen Denken und Verhalten. Und in etlichen Bereichen sind die Unterschiede zwischen zwei Frauen oder zwischen zwei Männern größer als zwischen einer durchschnittlichen Frau und einem durchschnittlichen Mann.[50] Ebenso verhält es sich mit der Gehirnaktivität: Sie kann auch dann unterschiedlich sein, wenn sich Männer und Frauen gleich verhalten und gleich empfinden, etwa wenn sie an Begebenheiten aus ihrem eigenen Leben denken, wie eine deutsche Studie ergeben hat.[51]

So sehen die Forscher im Bereich des Denkens, Fühlens und Verhaltens bisher nur wenige geschlechtstypische Unterschiede als gesichert an:

- *Räumliches Denken:* Männer erzielen durchschnittlich bessere Leistungen in einigen Aspekten des räumlichen Vorstellungs- und Orientierungsvermögens. Diese Fähigkeit hilft Männern auch bei manchen motorischen Fertigkeiten, bei denen es auf Zielgenauigkeit ankommt, etwa beim Dart-Spiel. Frauen sind hingegen da überlegen, wo es darum geht, den Ort von Objekten zu erinnern. Deshalb gewinnen sie beim Memory-Spielen öfter.[52] Außerdem nutzen sie zur Orientierung bzw. um ihren Weg zum Ausgangspunkt zurückzufinden bestimmte Marksteine.[53]

- *Aggression:* Männer zeigen mehr fremdverletzendes Verhalten als Frauen, und zwar auch dann, wenn sie nicht provoziert worden sind. Schon im Kindesalter nehmen Jungen bedeutend öfter als Mädchen an Spielen teil, in denen gerauft und getobt wird.
- *Prosoziales Verhalten:* Frauen verhalten sich eher gruppenzentriert, Männer eher aufgabenzentriert.
- *Sprachliche Fähigkeiten:* Frauen schneiden in Tests, in denen die Sprachflüssigkeit untersucht wird, besser ab als Männer[54] und sie haben auch das bessere Erinnerungsvermögen, nicht nur hinsichtlich der gesprochenen Sprache, sondern auch was nonverbale Inhalte – etwa Telefonnummern – betrifft.

Manche dieser Unterschiede können bedeutsam sein für die allgemeine Gesundheit, aber auch für das Gesundheitsverhalten von Männern und Frauen.

Zähe Frauen, waghalsige Männer

Frauen haben eine höhere Lebenserwartung als Männer. Dafür gibt es auch biologische Ursachen. Doch die sind relativ gering.

Fast überall auf der Welt leben Frauen länger als Männer, knapp sechs Jahre sind es in den westlichen Industrieländern, und je höher die Lebenserwartung ist, desto größer ist auch die Differenz zwischen den Geschlechtern (im Fachjargon: „Gender Gap").[55] Allerdings erleben Frauen weniger Jahre in Gesundheit, sie scheinen also krankheitsanfälliger, aber insgesamt zäher als Männer zu sein. Ob der frühere Tod der Männer und die Gebrechlichkeit von Frauen in den Genen geschrieben stehen oder ob eher die Lebensweise mit mittelbar oder unmittelbar fatalen Konsequenzen dafür ausschlaggebend ist, dieser Frage gehen Wissenschaftlerinnen und Wissenschaftler auf der ganzen Welt nach.

Die Antworten sind vielschichtig. Und je nachdem, wer sie gibt, tritt eine der Hauptthesen in den Vordergrund: Die erste macht hormonelle Unterschiede dafür verantwortlich, dass Männer so leben, wie sie leben: riskant. Die zweite verweist auf die historischen Rollen, nach denen sich die Frau um den Nachwuchs und damit um dessen und die eigene Gesundheit mehr kümmert, als die Männer das tun, die als ewige Kämpfer keine Schwäche zugeben können. Die dritte zieht sozioökonomische Verhältnisse als Erklärung heran, vor allem das Einkommen, das nicht unerheblich für den Gesundheitszustand ist. Denn wenn man beispielsweise die Lebenserwartung einer Frau aus sozial unterprivilegierter Schicht mit der eines Mannes am oberen Ende der Sozialskala vergleicht, so verkleinert sich die Differenz in der Lebenserwartung. Dazwischen gibt es allerlei andere mögliche Interpretationen, und am wahrscheinlichsten ist: Es stimmt von allem etwas, und allein die biologischen bzw. genetischen Unterschiede konnten inzwischen beziffert werden: Sie lassen Männer ein bis zwei Jahre früher als Frauen sterben.

Seit 1868 gibt es in Österreich, seit 1871 in Deutschland Sterbetafeln – Berechnungen der Lebenserwartung der Bevölkerung. Daraus geht hervor, dass zu Anfang der Aufzeichnungen die Lebenserwartung von Männern und Frauen bei der Geburt sich nur um zweieinhalb Jahre unterschied. Erst nach dem Zweiten Weltkrieg wurde die Schere immer weiter, um 1980 betrug sie ganze sieben Jahre, im Jahr 2000 immer noch sechs.[56] In den letzten Jahren geht der Unterschied nämlich etwas zurück. Denn die Lebenserwartung der Männer ist in den vergangenen zehn Jahren um drei Jahre, jene der Frauen nur um zweieinhalb Jahre gestiegen.[57]

Nur zu Anfang von der Natur bevorzugt

Am Anfang des Lebens sieht es ganz so aus, als hätten die Männer einen ziemlich großen biologischen Vorteil. Überall auf der Welt werden mehr männliche als weibliche Embryos gezeugt, das Verhältnis liegt ungefähr bei 120:100. Ob das

Todesursachen

Um 1900 lag die mittlere Lebenserwartung von Männern und Frauen in Europa bei 40 Jahren. Die weitaus häufigste Todesursache waren Infektionskrankheiten wie Tuberkulose; Herz-Kreislauf-Erkrankungen waren für weniger als zehn Prozent, Tumorerkrankungen für rund fünf Prozent der Todesfälle verantwortlich. 1950, nach der Entdeckung der ersten Antibiotika, ging die Sterblichkeit an Infektionen rasch zurück, Herz-Kreislauf-Erkrankungen waren bereits häufiger. Mit zunehmender Lebenserwartung stieg auch das Risiko, an einer Tumorerkrankung zu sterben[58], sie ist bei Männern vom 40. (bei Frauen bereits ab dem 30.) bis zum 70. Lebensjahr die häufigste Todesursache. Ab einem Alter von 70 Jahren sterben die Menschen am häufigsten an Herz-Kreislauf-Erkrankungen. Bei den Frauen ab 90 Jahren sind Herz-Kreislauf-Erkrankungen sogar für mehr als zwei Drittel aller Sterbefälle verantwortlich.[59]

In einem im Jahr 2011 erstellten Überblick über 30 europäische Länder zeigte sich, dass der Unterschied in der Lebenserwartung zwischen Männern und Frauen zu rund 50 Prozent eine Folge des Tabakkonsums ist und zu rund 20 Prozent jene des reichlichen Alkoholkonsums – jeweils zu Ungunsten der Männer. Sie sterben häufiger an Lungenkrebs und chronisch obstruktiver Lungenkrankheit, für die Rauchen der Hauptrisikofaktor ist, sowie an Leberzirrhose, Speiseröhrenkrebs und Unfällen, die mit Alkohol in Zusammenhang gebracht werden.[60]

tatsächlich daran liegt, dass Spermien, die ein Y-Chromosom tragen, schneller schwimmen als die mit einem größeren X-Chromosom, bleibt eine Vermutung.[61] Die männlichen Embryos scheinen jedoch weniger robust zu sein als die weiblichen. Ist die werdende Mutter unmittelbar nach der Zeugung belastenden Situationen ausgesetzt, gehen ein Drittel mehr männliche als weibliche Föten zugrunde. Auch sämtliche Probleme in der Schwangerschaft sind für männliche Föten gefährlicher als für weibliche. Trotzdem kommen mehr Knaben als Mädchen zur Welt. Und zwar nicht nur in Indien, wo weibliche Föten gezielt abgetrieben werden, weil Mädchen die Familien wegen der Mitgift, die sie bei Verehelichung erhalten müssen, teuer zu stehen kommen; oder im Ein-Kind-China, wo Eltern Söhne als Nachwuchs bevorzugen, weil sie mehr verdienen, die Familienlinie weiterführen und schließlich auch für die Versorgung alter und kranker Familienmitglieder aufkommen. Auch in westlichen Zivilisationen ist die Zahl der neugeborenen Jungen höher als die der Mädchen, allerdings beträgt das Verhältnis anders als bei der Zeugung nur mehr 105:100.[62] Einzige Ausnahme: Krisenzeiten und Phasen des Umbruchs. So kamen nach dem Mauerfall in Deutschland mehr Mädchen als Jungen zur Welt.

Innerhalb des ersten Lebensjahres sterben von 10.000 Säuglingen 37 Mädchen, aber 60 Jungen[63], wobei die höhere männliche Sterblichkeit im ersten Lebensmonat besonders deutlich ist, was auch mit der erhöhten Komplikationsrate bei der Geburt von Knaben zu tun hat. Entwicklungsbedingte Gehirnschäden sind bei Jungen vier- bis sechsmal so häufig wie bei Mädchen, die Ursachen dafür sind nicht geklärt. Egal ob spastische Lähmungen, angeborene Fehlbildungen, niedriges Geburtsgewicht oder Frühgeburten: In jedem Fall ist die Anzahl der betroffenen Knaben höher. Und selbst wenn die Geburt termingerecht erfolgt, sind die Mädchen den Knaben in ihrer Entwicklung um gut vier Wochen voraus.[64] Auch im späteren Kindesalter sind Jungen öfter krank, etwa aufgrund von Magen-Darm-Verstimmungen oder Asthma, und unter ihnen sind auch mehr Opfer des plötzlichen Kindstodes.[65] Da diese Unterschiede überall in der industrialisierten Welt bestehen und Umwelteinflüsse dafür kaum verantwortlich gemacht werden können, müssen die Ursachen wohl in biologischen Gegebenheiten begründet sein. Das stellte der US-amerikanische Pathologe Richard Naeye bereits 1971 fest und gab diesem Phänomen einen Namen „the male disadvantage hypothesis" – die Hypothese der männlichen Benachteiligung.[66]

Bakterien mögen Männer mehr

Infektionen betreffen Männer und ebenso bereits Jungen häufiger und sie wirken sich bei ihnen zudem dramatischer aus. Das gilt nicht nur in Ländern mit mangelnder Hygiene, auch in unseren Breiten infizieren sich Männer öfter mit Bakterien, die eine Blutvergiftung („Sepsis") verursachen, als Frauen.[67] „Zwar macht die höhere Anzahl von Selbstmorden und Morden unter Männern Schlagzeilen, aber Männer sterben auch häufiger als Frauen an Infektionskrankheiten", betont der britische Biologe Ian P.F. Owens.[68] So sterben in den Vereinigten Staaten, in Großbritannien und in Japan doppelt so viele Männer wie Frauen an Krankheiten, die durch Parasiten übertragen werden. Was genau die Ursache dafür ist, ist Gegenstand intensiver Forschungen, denn ob man sich mit einem Krankheitserreger ansteckt, ist von vielen Faktoren abhängig. Bei der Abwehr von Keimen und Parasiten aller Art spielt das Immunsystem die Hauptrolle, und der Schluss liegt nahe, dass Männer eine schwächere Immunabwehr haben als Frauen und deshalb anfälliger für bestimmte Infektionskrankheiten sind. Das scheint umso plausibler, als auch bei anderen Säugetieren wie beispielsweise Pavianen in der Savanne die Männchen häufiger von Infektionen heimgesucht werden.

Tatsächlich haben Forscherinnen und Forscher etliche Gene, die die Immunfunktion beeinflussen, auf dem X-Chromosom entdeckt. Und tatsächlich produzieren Frauen mehr T-Abwehrzellen als Männer, ebenso wie die als IgM bezeichneten Antikörper, d. h. Proteine, die als Reaktion auf bestimmte körperfremde Stoffe – etwa Masernviren – gebildet werden und sie unschädlich machen.[69] Die biologische Grundlage ist jedoch noch nicht klar, auch ist der Mengenunterschied relativ bescheiden und setzt erst im zweiten Lebensjahr ein.[70] Vielleicht ist es einfach nur ihre Größe, die die Männer so verletzlich macht, oder vielmehr die Konsequenz daraus, sinniert der britische Mikrobiologe Robin C. May und argumentiert, dass Männer schlicht deshalb anfälliger für Parasiten und Keime sind, weil diese mehr Platz haben, sich niederzulassen. Gerade bei jenen Organismen, die am häufigsten für Alterns- und Langlebigkeitsstudien herangezogen werden – Fadenwürmer und Fruchtfliegen – verhält sich die Sache nämlich genau umgekehrt: Da sind die Weibchen größer, und sie leben auch entsprechend kürzer.[71]

Jedenfalls spielen nicht nur die Immunität und die Körpergröße eine Rolle, auch das Verhalten ist ausschlaggebend dafür, ob sich Parasiten niederlassen oder man sich mit Keimen infiziert. So kommen ägyptische Fischer mit den Larven bestimmter im Wasser lebender Saugwürmer häufiger in Kontakt als Frauen, die nie fischen gehen.[72] Und ein Beispiel aus der täglichen Praxis der Dermatologie und Allgemeinmedizin zeigt, dass – freilich nicht tödliche – Nagelpilze bei Frauen weniger Chancen haben als bei Männern. Doch das scheint vor allem daran zu liegen, „dass Männer sich weniger daran stören und deshalb auch weniger dagegen tun", vermutet die Wiener Hygiene-Expertin Elisabeth Presterl.[73]

Dass der Schluss, Frauen seien generell besser gegen den Angriff von Bakterien, Viren, Pilzen und Parasiten geschützt, nicht zu 100 Prozent gezogen werden kann, zeigt die Realität immer wieder: Als es im Mai und Juni 2011 in Norddeutschland zu einem gehäuften Auftreten von Infektionen mit enterohämorrhagischen Escherichia-coli-Bakterien („EHEC") kam, waren bedeutend mehr Frauen als Männer betroffen. Und bei den Frauen, vor allem bei jüngeren, entwickelte sich die Infektion auch öfter so dramatisch, dass sie schließlich daran starben. Erklärung gibt es bis heute dafür keine.[74]

Unterschiedliche Lebenserwartungen

Auch an anderen mehr oder weniger gut untersuchten Theorien, warum den Männern ein kürzeres Erdendasein beschieden ist, mangelt es nicht. So wurde in den letzten Jahren der so genannte oxidative Stress vermehrt als Ursache für Zellschädigungen unter die Lupe genommen, die ihrerseits wieder mit einer Reihe von Krankheiten – von Parkinson über Alzheimer bis Arteriosklerose – und überhaupt mit dem Alterungsprozess in Verbindung gebracht werden. Und tatsächlich: Bei Männern wurden weniger Enzyme, so genannte Radikalfänger, gefunden, die vor oxidativem Stress und den dadurch verursachten Zellschädigungen schützen.[75] Auch geringere oder höhere Spiegel von Cholesterin oder dem Nervenbotenstoff Serotonin werden in letzter Zeit als ausschlaggebend für die Entstehung von Krankheiten und Zellalterung untersucht. Schlüssige Beweise stehen allerdings noch aus.

Wenn ein solcher Unterschied in der Lebenserwartung schon bei den meisten Arten zugunsten der Weibchen besteht, dann ist wenigstens für die Evolutionsbiologie klar, dass da irgendein Sinn dahinterstecken muss. Einer der Ersten, der sich den Kopf über diesen Sinn zerbrach, war der englische Genetiker Angus John Bateman.[76] Er stellte 1948 das Bateman-Prinzip auf: Die Männchen konkurrieren um die Gunst der Weibchen und versuchen so viele wie möglich zu befruchten, die Weibchen leben dafür länger, damit sie mehrmals Junge auf die Welt bringen und aufziehen können.

Eine neuere Theorie bringt genau hier wiederum das Immunsystem ins Spiel: Weibchen investieren ihre Energie in die Abwehr von Krankheitserregern und Parasiten, was ihnen schließlich ein längeres Leben beschert. Männchen opfern diese Immunität und verwenden die Energie stattdessen darauf, mit anderen Männchen um die Weibchen zu kämpfen.[77] Das bedeutet jedoch, dass die Unterschiede in der Lebenserwartung weniger mit der biologischen Ausstattung zu tun haben als mit dem Verhalten, betont der Mikrobiologe Robin C. May. Denn in monogamen Arten, in denen sich beide Partner um die Aufzucht der Jungen kümmern, mache es keinen Sinn, dass einer der Partner länger als der andere lebt.

Wie dem auch sei: In unseren Breiten werden jedenfalls mehr als 80 Prozent der Frauen älter als 70 Jahre, aber nur 75 Prozent der Männer. Vor dem 40. Geburtstag sterben doppelt so viele Männer wie Frauen.[78] Die Ursache ist oft ein gewaltsamer Tod, denn bekanntlich leben Männer riskanter als Frauen, das zeigen die Sterbetafeln ganz deutlich. Nicht nur 90 Prozent der tödlichen Arbeitsunfälle betreffen Männer, bereits im Kindesalter werden Jungen öfter Opfer von Unfällen, ab der Pubertät auch von Morden und Selbstmorden. Und so bleibt es ihr ganzes Leben lang. Gefährlich leben übrigens auch andere männliche Säugetiere. Sie fahren zwar nicht halsbrecherisch mit dem Auto, trinken keinen Alkohol und rauchen nicht. Doch so manches Männchen bleibt im Kampf um das fruchtbarste Weibchen auf der Strecke.

Spurensuche hinter Klostermauern

Um den Unterschieden in der Lebenserwartung auf den Grund zu gehen, begab sich Marc Luy ins Kloster. Für den damals in Leipzig und heute am Wiener Institut für Demografie der Akademie der Wissenschaften tätigen Demografen und Städteplaner lag auf der Hand: Die Klosterbevölkerung ist eine klar abgegrenzte Personengruppe, Nonnen und Mönche führen ein nahezu identisches Leben, was ihre Ess- und Schlafgewohnheiten, das tägliche Arbeitspensum und die Entspannungsmöglichkeiten betrifft. Zudem gibt es auch keinerlei genderspezifische Verpflichtungen hinsichtlich der Geburt und der Aufzucht von Kindern. Einflussfaktoren, die mit der persönlichen Lebensweise bzw. mit der Umwelt zusammenhängen, können also ausgeschlossen werden.

Die Daten von 11.600 Nonnen und Mönchen aus elf bayerischen Klöstern zeigten tatsächlich ein klares Bild: Anders als bei der Allgemeinbevölkerung hatte sich die Differenz in der Lebenserwartung bei den Klosterschwestern und -brüdern unmittelbar nach dem Zweiten Weltkrieg nicht vergrößert.[79] Und: Nonnen und Frauen der Allgemeinbevölkerung leben annähernd gleich lang, dicht gefolgt von den Mönchen. Bedeutend kürzer leben Männer der Allgemeinbevölkerung. Aber noch andere Details fand Marc Luy heraus: Seit den 1970er Jahren bleiben die Mönche in ihrer Lebenserwartung hinter den Nonnen doch etwas mehr als die ursprünglichen zwei Jahre zurück. Die Ursache dafür sieht Luy im Rauchverhalten: „Während nämlich das Rauchen in Frauenklöstern nach wie vor untersagt ist, wurde der Nikotinkonsum in den Männerklöstern nach dem Zweiten Weltkrieg gestattet und wird seither praktiziert."

Bei den Frauen kann gerade aus dem Rauchverhalten aber noch auf etwas anderes geschlossen werden. Da in den Frauenklöstern nicht geraucht wird, Frauen der Normalbevölkerung aber vermehrt zu Zigaretten greifen, muss der durch das Nichtrauchen verursachte Gesundheitsvorteil der Nonnen durch andere nachteilig wirkende Faktoren ausgeglichen werden. „Hierfür könnten vor allem mit dem Berufsleben in Verbindung stehende Stressfaktoren in Frage kommen, da unter Nonnen gewissermaßen Vollbeschäftigung herrscht", mutmaßt Demograf Luy.[80] Zudem sterben mehr Nonnen an Krebserkrankungen, vor allem an Darm- und Magenkrebs. Anders als für die Mönche, die erstaunlicherweise ebenso häufig Unfällen, Gewaltverbrechen oder Selbstmorden zum Opfer fallen wie die Männer der Normalbevölkerung, stellen die Klostermauern für Frauen einen Schutz vor solchen so genannten externen Todesursachen dar. Marc Luys Schluss aus der Studie: „Die Resultate sind zwar kein Beweis, deuten aber doch darauf hin, dass biologische Faktoren zum häufigeren Tod durch äußere Ursachen bei Männern führen" und untermauern damit die Hypothese, dass hormonelle Gegebenheiten für einen Teil des Unterschieds in der Lebenserwartung von Männern und Frauen verantwortlich sind, weil sie am Ursprung des riskanten männlichen Verhaltens stehen.[81]

Übeltäter Testosteron?

Ausgerechnet das Hormon Testosteron, das mit Kraft, Stärke und Männlichkeit schlechthin assoziiert wird, soll also die Hauptursache für den früheren Tod der Männer sein. Nicht nur, weil es sie zur Leichtfertigkeit anspornt, sondern auch, weil es die Ursache verschiedener Leiden ist. So lassen die männlichen Geschlechtshormone die Lungen des männlichen Fötus langsamer ausreifen, die Folge kann unter anderem das so genannte Atemnotsyndrom sein – eine der Hauptursachen für die bei männlichen Säuglingen höhere Sterblichkeit.[82] Auch für die männliche Schwäche des Immunsystems wird oft das Hormon Testosteron verantwortlich gemacht. Allerdings ist die Testosteronproduktion nur während der Entwicklung im Mutterleib und während der ersten Lebensmonate und dann erst wieder ab der Pubertät bei Knaben höher als bei Mädchen. In der frühen Kindheit unterscheidet sie sich bei den Geschlechtern kaum. Trotzdem erkranken und sterben mehr Jungen als Mädchen an Infektionskrankheiten.

Jedenfalls lässt das Hormon die Jungen bereits im Mutterleib aktiver sein, was im späteren Leben als eine Ursache für die erhöhte Unfallhäufigkeit und die größere Gefahr, Opfer einer Gewalttat zu werden, gilt. Der langjährige Vergleich von kastrierten und unversehrten Männern scheint das zu bestätigen. Denn die Männer ohne Hoden – und damit ohne Testosteron – lebten um 13 Jahre länger. Je früher die Kastration durchgeführt wurde, desto größer war ihr lebensverlängernder Effekt, das war zumindest das Ergebnis einer bereits in den 1960er Jahren durchgeführten Langzeituntersuchung.[83] Die war noch dazu mit Bewohnern von Heimen erfolgt, die ansonsten ein eher geregeltes, nicht sehr risikoreiches Leben führten, bei denen Umwelteinflüsse also kaum eine Rolle spielten.

Der Zusammenhang zwischen aggressivem Verhalten und Testosteron wird immer wieder kolportiert. In den 1990er Jahren haben Untersuchungen an Häftlingen ergeben, dass bei jenen, die wegen Vergewaltigung, Mord oder bewaffnetem Raub im Gefängnis saßen, ein höherer Testosteronspiegel festgestellt werden konnte als bei jenen, deren Delikte in Diebstahl oder Drogenmissbrauch bestanden. Sie waren auch öfter in Streitereien verwickelt und verstießen häufiger gegen die im Gefängnis geltenden Vorschriften.[84] Im US-amerikanischen Strafrecht ist die „testosteroninduzierte Wut" im Zusammenhang mit Gewalttaten sogar ein Milderungsgrund in Bezug auf das Strafausmaß.[85]

Doch während bei Ratten eindeutig festgestellt werden konnte, dass eine zusätzliche Testosterongabe aggressives Verhalten anstachelt, ist das bei Menschen nicht der Fall. Insgesamt ist im Gegensatz zu verschiedenen Tierarten „der direkte Einfluss von Hormonen auf das menschliche Verhalten deutlich geringer ausgeprägt", sagt der Freiburger Urologe Christian Leiber.[86] Zudem sagen die im Blut gemessenen Testosteronspiegel wenig über die Konzentration des Hormons im Gehirn aus.

So muss auch der höhere Hormonspiegel bei den Gefangenen nicht zwangsläufig die Ursache für ihre Gewalttaten und ihr rücksichtsloses Gehabe sein. Genauso gut kann es sein, dass Testosteron bloß ein Verhalten fördert, das mehr Ansehen in einer Gruppe verschafft und den Status hebt, und zwar ganz besonders in Situationen, in denen die Rangordnung erst erkämpft werden muss. Im Gefängnis, wo starre Regeln und Hierarchien gelten, kann es eben antisoziales und aggressives Verhalten sein, das zu mehr Ansehen unter den Mitgefangenen führt.

Eine erst vor kurzem im renommierten Wissenschaftsblatt „Nature“ veröffentlichte Studie von Forschungsgruppen aus London und Zürich zeigte überdies, dass die aggressionsfördernde Wirkung des männlichen Geschlechtshormons zu einem nicht unbeträchtlichen Teil auf Einbildung beruht. Die Wissenschaftlerinnen und Wissenschaftler bedienten sich dazu des so genannten Ultimatumspiels, das in der Verhaltensforschung als Versuchsanordnung verwendet wird, um das Ausmaß von Egoismus bzw. Altruismus und sozialverträglichem, fairem Verhalten zu testen. Dabei haben zwei Spieler die Aufgabe, eine bestimmte Menge Geld unter sich aufzuteilen: Spieler A teilt, Spieler B kann zustimmen oder ablehnen, darf aber keine andere Aufteilung vorschlagen. Lehnt er ab, bekommt keiner was. Das bedeutet: Je fairer das Angebot, desto unwahrscheinlicher ist es, dass der Partner ablehnt und desto höher steigt der Anbieter im Ansehen.

Die Resultate des Versuchs, der mit Frauen durchgeführt wurde, weil bei ihnen die Auswirkungen einer zusätzlichen Testosterongabe klarer messbar sind, überraschten sogar die Forscherinnen und Forscher. So verhielten sich die Frauen, die ein Placebo, also wirkungslose Tropfen erhalten hatten, aber glaubten, Testosteron bekommen zu haben, im Spiel weitaus unfairer als jene, die tatsächlich Testosteron bekommen hatten, es aber nicht wussten. Diese machten fairere, kooperativere Angebote, die nicht nur ihren eigenen Status sicherten, sondern auch gewährleisteten, dass sie wegen ihrer Spielstrategie schlussendlich mehr ausbezahlt bekamen. „Der Volksglaube besagt, dass Testosteron bei Menschen antisoziales, egoistisches und sogar aggressives Verhalten fördert", sagt der Leiter der Studie, der Neurowissenschaftler Christoph Eisenegger von der Universität Zürich, und sieht mit den Ergebnissen diesen Glauben widerlegt. Doch „es scheint, dass nicht Testosteron selbst zu Aggressivität verleitet, sondern vielmehr der Mythos rund um das Hormon. In einer Gesellschaft, in der immer mehr Eigenschaften und Verhaltensweisen auf biologische Ursachen zurückgeführt und teils damit legitimiert werden, muss dies hellhörig machen."[87]

Denn schließlich, darüber sind sich die Wissenschaftler und Forscherinnen einig, sind biologische Tatsachen nur eine der Erklärungen für Unterschiede zwischen den Geschlechtern. Mindestens ebenso großen Einfluss haben psychologische, soziale und wirtschaftliche Gegebenheiten.

Der Kämpfer und die Kümmerin

Männer leben zwar kürzer als Frauen und gehen seltener zu Ärztin oder Arzt, aber Frauen erleben weniger Lebensjahre in guter Gesundheit.

Ab dem Zeitpunkt, da es im Kreißsaal heißt: „Ein Mädchen!" oder „Ein Junge!" wird das Kind anders behandelt, auch wenn den Eltern das nicht bewusst ist (oder sie es nicht wahrhaben wollen). So schauen Väter ihre Babysöhne länger an und stimulieren sie mehr, halten ihre kleinen Töchter dafür aber länger im Arm und schmusen ausgiebiger mit ihnen. Mütter hingegen kuscheln länger mit ihren Söhnen. Wie mit den Kindern umgegangen wird, hängt also nicht nur von ihrem eigenen Geschlecht, sondern auch von dem des jeweiligen Elternteils ab. Sind die Kinder größer, neigen Väter eher zu derben Bewegungsspielen und körperlichen Aktivitäten, Mütter haben die Tendenz, die Kinder zu belehren, mit ihnen zu sprechen und ihnen anregendes Spielzeug zu geben. Daraus zieht die Münchner Psychologie-Professorin Doris Bischof-Köhler den Schluss, dass „eine Orientierung auf den gleichgeschlechtlichen Elternteil schon sehr früh, nämlich im zweiten Lebensjahr, manifest wird, wobei dies bei Jungen schon früher und ausgeprägter der Fall zu sein scheint als bei Mädchen".[88] Die Kinder fangen also an, das Verhalten ihrer

Eltern nachzuahmen. Insgesamt werden Knaben sowohl in den industrialisierten Ländern als auch in den Entwicklungsländern weniger von den Eltern kontrolliert und es wird ihnen auch eher gestattet, unbeaufsichtigt außer Haus zu spielen. Gut möglich, dass das zu der höheren Anzahl an schweren Unfällen beiträgt, zumal Jungen insgesamt körperlich aktiver sind und auch mehr gefährliche körperliche Aktivitäten unternehmen als Mädchen.[89] Der unterschiedliche Umgang mit den Kindern hat jedenfalls tiefgreifende Folgen auf deren weiteres Verhalten.

Mit den Jahren und den Erfahrungen verfestigen sich die als typisch angesehenen Verhaltensweisen von Männern und Frauen. Erstaunlicherweise trifft das auch dort zu, wo Geschlechterstereotype besonders verpönt sind. Das haben die Anthropologen Lionel Tiger und Joseph Shepher in israelischen Kibbuzim festgestellt. Gerade dort, wo Frauen und Männer angehalten sind, sämtliche Arbeiten auszuführen, die in der Gemeinschaft anfallen, haben 70 bis 80 Prozent der Frauen sich der Kinderaufsicht gewidmet, während die Männer sich auf dem Bau, bei Reparaturen in den Haushalten oder in der Landwirtschaft nützlich machten.[90]

Geschlechterstereotypen zeigen sich auch im Gesundheitsverhalten von Männern und Frauen.

Der Mann, das überforderte Wesen

Auch wenn das klassische Männerbild immer wieder infrage gestellt wird, dazwischen „der neue Mann“ und „der Softie“ auftauchen und von der „Krise der Männlichkeit“ und vom „schwachen Gemächt“ die Rede ist, so tönt – Klischee hin oder her – der Tenor der Gesellschaft immer noch: Männer sitzen an den Schalthebeln der Macht, sie formen die Welt nach ihrem Gutdünken und bekommen dafür auch noch das meiste Geld. „Welch Glück sondergleichen, ein Mannsbild zu sein“, ließ Goethe das Klärchen in seinem Drama „Egmont“ singen. Denn „trommelnd mit hochgeführter Lanze“ die Feinde in die Flucht zu schlagen, das war nicht nur zu Zeiten des Dichterfürsten durchaus erstrebenswert. Eigenschaften wie Risikobereitschaft, Mut, Durchsetzungsvermögen und Kaltschnäuzigkeit sind nach wie vor gleichbedeutend mit Männlichkeit und in der Folge mit einem Herrschaftsanspruch. Ein Mann hat keine Probleme, er macht höchstens welche, sagt ein Bonmot. Zwar hat sich die hierarchische Männerordnung nicht zuletzt durch die 1968er-Revolte gegen Autoritäten aufgeweicht. Doch die Welt ist in vielerlei Hinsicht immer noch androzentrisch, wie die Wissenschaft das nennt: auf den Mann als Mittelpunkt des Geschehens bezogen.

In extremer Form wird daraus der alles beherrschende und unterdrückende Macho, der sich in seiner Rolle auch noch gefällt. Allerdings, stellt der Schweizer Soziologieprofessor Walter Hollstein fest, bedeute Männlichkeit, wie sie traditionellerweise verstanden wird und heute noch gilt, auch „generell eine Einschränkung von bestimmten Lebensmöglichkeiten und -perspektiven; das gilt selbst für die Täter-Realität an sich.“[91] Und so entstand, sozusagen als Reflex auf die Frauengesundheitsforschung, die es bereits seit den 1970er Jahren gibt, das Pendant der Männer-(Gesundheits-)Forschung, die jedoch bis heute ein Randgebiet geblieben ist.

Hollstein und mit ihm andere Männerforscher sind der Überzeugung, dass die Männer der modernen Welt überfordert sind. Schon achtjährige Knaben hätten verinnerlicht, dass das ganze Leben Kampf ist und würden sich auch so verhalten: alles vermeiden, was den Anschein des Mädchenhaften hat; Erfolgserlebnissen hinterherjagen; ein Siegertyp sein (Vorbild: Cowboy oder Jedi-Ritter) – hart, zäh und unerschütterlich. Entsprechend glauben laut Hollstein erwachsene Männer, anders als die meisten Frauen, persönliches Glück komme ausschließlich durch harte Arbeit, Erfolg und Leistung zustande und Männlichkeit sei kein in die Wiege gelegtes Gut, sondern müsse stets von neuem errungen werden. Ein ganzer Kerl zu sein, das wird auch von den Medien meist auf einen Chefposten, eine dicke Brieftasche, ein schnittiges Auto und eine schicke Frau an der Seite reduziert. Männer, die das nicht erreichen, fühlen sich schnell als komplette Versager. Dabei kann die überwiegende Mehrheit der Männer den Karriere- und Erfolgsvorstellungen überhaupt nicht gerecht werden, weil es gar nicht so viele Chefsessel gibt. „Die Folge ist andauernder Stress", sagt Männerforscher Hollstein und geht so weit, „traditionelle Männlichkeit prinzipiell als ‚lebensbedrohend'" zu definieren.[92] Kein Wunder, dass zwei Drittel der berufstätigen Männer Stress als Hauptbedrohung für ihre Gesundheit ansehen.[93]

„Ein Mann, der seine Arbeit verliert, sagt, er ist als Mann nichts mehr wert", fasst der Wiener Internist Siegfried Meryn die männliche Eigendefinition über die Arbeit zusammen.[94] „Eine Frau, die ihre Arbeit verliert, ist genauso traurig und erschüttert, wird aber selten über sich selbst sagen, dass sie ohne Arbeit nichts mehr wert ist." Statistische Analysen zeigen, dass sich das Risiko, an einer Depression zu erkranken, für dauerhaft arbeitslose Männer im Vergleich zu erwerbstätigen Männern um den Faktor 23,2 erhöht, für Frauen in der gleichen Situation um den Faktor 8,1.[95]

Die körperlichen Unterschiede

Männer sind um rund sieben Prozent größer als Frauen. Bei der Geburt haben Mädchen einen wesentlich höheren Anteil an Fettgewebe als Knaben, ein Unterschied, der sich bis zum sechsten Lebensmonat verflüchtigt, sich aber schon vor der Pubertät wieder bemerkbar macht und das ganze weitere Leben bestehen bleibt. So beträgt der Fettgewebeanteil bei 18-jährigen Mädchen rund 23 Prozent, bei gleichaltrigen Jungen mit 12 Prozent nur halb so viel, bei 60-jährigen Frauen rund 44 Prozent, bei gleichaltrigen Männern 30 Prozent. Fett, und vor allem Unterhautfettgewebe in der unteren Körperhälfte, stellt ein bedeutendes Energiereservoir dar, das für Frauen vor allem während einer Schwangerschaft und während der Stillzeit von Vorteil ist. [96] Bei Frauen sammelt sich das Fett ziemlich gleichmäßig an Bauch, Hüften und Po, bei Männern hingegen hauptsächlich am Oberbauch.

Der männliche Körper besteht zu 60 bis 70 Prozent aus Wasser, der weibliche nur zu 50 bis 60 Prozent. Im weiblichen Gefäßsystem zirkulieren rund 3,6 Liter Blut, im männlichen gut ein Liter mehr. Männer haben um ein Fünftel mehr rote Blutkörperchen, ihr Blutdruck ist durchschnittlich höher als der von Frauen. Dafür atmen Frauen öfter als Männer, nämlich 22 Mal in der Minute, während Männer nur 16 Mal Luft schöpfen.

Die gefährliche Mühsal, ein Mann zu sein

„Wenn Männer sich um sich selbst kümmern würden, müssten sie den Feministinnen eigentlich dankbar sein", sagte der kalifornische Psychotherapeut Herb Goldberg schon im Jahr 1979.[97] „Denn die sagen: Wir wollen eure Aggressivität nicht mehr." Goldberg versuchte als einer der Ersten, das Wesen des Mannes und die Wechselwirkung der Geschlechterstereotype zu ergründen. Und formulierte sieben Imperative, nach denen Männer leben – und auf diese Weise ihre Gesundheit ruinieren:

1. Je weniger Schlaf ich brauche,
2. je mehr Schmerzen ich ertragen kann,
3. je mehr Alkohol ich vertrage,
4. je weniger ich jemanden um Hilfe bitte und von jemandem abhängig bin,
6. je mehr ich meine Gefühle kontrolliere und unterdrücke und
7. je weniger ich auf meinen Körper achte,

desto männlicher bin ich.[98]

Auch James M. O'Neil, Psychologie-Professor an der University of Connecticut, teilte dem Mann bereits in den 1980er Jahren sechs Konfliktfelder zu:[99]

- Eingeschränktes Gefühlsleben: Bloß keine Schwäche zeigen! Die Folge der unterdrückten Emotionalität können Aggressivität und Gewalt sein.
- Erfolgs- und Leistungszwang: Die dauernde Jagd nach Bestätigung im Beruf lässt kaum Zeit und Energie für Selbstverwirklichung in der Freizeit und für die Familie.
- Hemmung im Sexualverhalten: Sex hat wenig mit Zärtlichkeit und Nähe, aber viel mit Leistung zu tun.
- Kontroll-, Macht- und Wettbewerbsstreben: Wer die anderen kontrolliert, hat die Macht. Das lernen Männer von klein auf.
- Angst vor Kontakt mit anderen Männern („Homophobie"): Aus Furcht, als zu weiblich zu gelten, scheuen

Männer die Nähe von anderen Männern; gleichzeitig wehren sie damit Homosexualität ab.

- Wenig sorgsamer Umgang mit der eigenen Gesundheit: Männer missachten körperliche Warnsignale.

Dabei besteht inzwischen kein Zweifel mehr daran, dass Rollenzwänge nicht nur das soziale Leben der Männer – und der Frauen – beeinflussen, sondern auch ihre Gesundheit. Wenn nur mehr die Position und der Besitz den Wert eines Menschen ausmachen, wird die Person, der Mensch selbst, unwichtig. Depressionen, Burnout und Angsterkrankungen werden in letzter Zeit vermehrt im Zusammenhang mit dem Rollenkorsett gesehen, in dem Männer stecken. Dreimal so viele Männer wie Frauen begehen Selbstmord.[100]

Dazu kommt der insgesamt wenig sorgsame Umgang mit der eigenen Gesundheit, eine Verhaltensweise, die der Psychologe O'Neil ja sogar als eigenes Konfliktfeld sieht. Männer achten weniger auf ihre Ernährung, sind deshalb auch häufiger übergewichtig, konsumieren mehr Alkohol, und auch wenn die Zahlen in letzter Zeit zurückgehen, rauchen sie noch immer mehr als Frauen. Zwar sind sie körperlich aktiver als Frauen, für rund 35 Prozent der Todesfälle von Männern sind jedoch waghalsige Aktionen und ein Raubbau an der eigenen Gesundheit verantwortlich, sagen amerikanische Studien.[101]

So weisen sieben von acht Männern mindestens einen Risikofaktor für eine Herzerkrankung oder einen Schlaganfall auf, sei es Übergewicht, zu hoher Cholesterinspiegel oder Bluthochdruck. Obwohl Hodenkrebs die häufigste Krebserkrankung von Männern zwischen 20 und 40 Jahren ist, gibt es kaum Männer, die ihre Hoden regelmäßig selbst untersu-

Lebensstil und Gesundheit

Männer	Frauen
Tägliches Rauchen*	
32% (abnehmende Tendenz)	21% (steigende Tendenz, vor allem bei jüngeren Frauen)
Übergewicht (BMI 25–30)**	
42,5%	28,6%
Fettsucht (Adipositas: BMI >30)**	
12,0%	12,7%
Problematischer Alkoholkonsum***	
13,5%	7,9%
Teilnahme an Krebsfrüherkennungsuntersuchung (ab dem 40. Lebensjahr)****	
PSA-Test: 55%	Mammografie: 83%
Körperliche Aktivität in der Freizeit (mindestens einmal pro Woche)*****	
60,3%	48,7%

Quellen:
*Directorate General for Health & Consumers 2010 Tobacco. In: European Commission: The State of Men's Health in Europe – Report, European Union 2011, Seite 18.
Klimont J et al: Österreichische Gesundheitsbefragung 2006/2007. Hauptergebnisse und methodische Dokumentation. Statistik Austria im Auftrag von Bundesministerium für Gesundheit, Familie und Jugend und Bundesgesundheitsagentur. Wien 2007. Seite 178. ****Seite 43.***Seite 196.
***Uhl A et al: Handbuch Alkohol Österreich. Zahlen. Daten. Fakten. Trends. Dritte, überarbeitete und ergänzte Auflage 2009. Ludwig-Boltzmann-Institut für Suchtforschung (LBISucht), AlkoholKoordinations- und InformationsStelle (AKIS) des Anton Proksch Institut (API) im Auftrag des Bundesministeriums für Gesundheit. Seite 144.

chen. Der bösartige Hautkrebs wird zwar bei Frauen um 50 Prozent öfter diagnostiziert als bei Männern, aber es sterben 50 Prozent mehr Männer als Frauen daran, schlicht aufgrund der Tatsache, dass sie später ärztliche Hilfe suchen. „Indem sie sich ungesund verhalten, wollen Männer allen zeigen: Ich bin ein richtiger Mann! Die Folgen finden wir dann eins zu eins in den Gesundheitsdaten wieder", resümierte der Gesundheits- und Klinische Psychologe Romeo

Bissuti, Leiter des Männergesundheitszentrums MEN in Wien, in einem Interview.

Überhaupt scheinen Männer Angst vor Gesundheitsorganisationen zu haben, wohl deshalb, weil sie sich dort in einer schwachen Position empfinden. Sie gehen nicht nur seltener zum Arzt oder zur Ärztin, sie nehmen auch weniger ärztlich verordnete Medikamente ein und gehen – mit Ausnahme der Darmspiegelung – seltener als Frauen zu Krebs-Früherkennungsuntersuchungen[102], da sie insgesamt nicht so sehr daran glauben, ihren Gesundheitszustand beeinflussen zu können. Gemäß dem Spruch „Ein Indianer kennt keinen Schmerz“ beißen sie die Zähne zusammen, wenn es irgendwo zwickt, anstatt medizinische Hilfe in Anspruch zu nehmen. „Wenn Männer sich an der Achillessehne verletzen, gehen sie weiter aufs Laufband, weil sie der Meinung sind, der Schmerz gehört zu einem Mann dazu und auch das Weitertrainieren“, weiß Internist Meryn, „und wenn man das nicht macht, ist man ein Schwächling.“

Dass sie seltener zum Arzt oder zur Ärztin gehen, hat entsprechende Konsequenzen: Begeben sich Männer in eine medizinische Einrichtung, dann in einem Gesundheitszustand, der als ernst bezeichnet werden muss, wie unter anderem eine britische Studie festgestellt hat.[103] Und: Sie landen europaweit öfter im Krankenhaus.[104] Mann sucht eben nur medizinische Hilfe, wenn es gar nicht mehr anders geht. Befragungen in den Wartezimmern haben denn auch ergeben, dass nur 15 Prozent der Männer, die zum Urologen gehen, sich gesund fühlen, aber 71 Prozent der Frauen, die einen Termin bei ihrer Gynäkologin haben.[105]

Auch das Gesundheitswissen der Männer lässt zu wünschen übrig. Während Frauen die Gesundheitsbeilagen in

Zeitungen und Zeitschriften lesen, entsprechende Sendungen im Fernsehen verfolgen und sich auch mit ihren Freundinnen und Kolleginnen über solche Themen austauschen, gelten Männer eher als Gesundheitsanalphabeten. Am Stammtisch über Wehwehchen zu sprechen, kommt für sie nicht in Frage. Zudem beschränken sich die Medien, die sich direkt an Männer wenden, oft auf Tipps für den Waschbrettbauch und das wallende Haupthaar. Freilich spielt auch in diesem Bereich die soziale Schicht eine Rolle. So tendieren Männer der Mittelklasse noch eher dazu, Kampagnen etwa für Vorsorgeuntersuchungen wenigstens wahrzunehmen, als die männlichen Vertreter bildungsfernerer Schichten.

Warum Männer den Gesundheitsbereich lieber den Frauen in der Familie überlassen, dafür hat Ian Banks, langjähriger Präsident des britischen Men's Health Forum, einfache Erklärungen: „Kleine Jungen werden von weiblichen Verwandten zum Arzt gebracht."[106] Im Unterricht wird über Gesundheitsthemen nicht gesprochen, wesentlich mehr Broschüren und Ratgeber richten sich an junge Mädchen als an Jungen, und die meisten Mädchen werden, wenn sie das erste Mal die Regel bekommen, von ihrer Mutter zum Gynäkologen oder zur Gynäkologin mitgenommen. Junge Männer hingegen wissen oft gar nicht, wohin sie sich bei Problemen wenden können, vor allem, wenn es um ihre sexuelle Gesundheit geht. Wenn sie sich dann doch aufraffen, so finden sie die Einrichtungen wenig männerfreundlich. Es gibt kaum männliche Arzthelfer oder Sprechstundenhilfen, und gerade wenn Männer mit Symptomen einer sexuell übertragbaren Krankheit medizinische Hilfe suchen, „sind sie schon von Anfang an in einer peinlichen Situation", sagt Banks und rückt die Behauptung, Männer würden sich nicht um ihre Gesundheit kümmern, zurecht: „Tatsache ist, dass sie sich sehr wohl Gedanken über ihre Gesundheit machen, aber sich nicht in der Lage fühlen, darüber zu sprechen oder Hilfe zu suchen. Oft erst, wenn es zu spät ist.“

Zudem scheint auch das Gesundheitspersonal männliche Patienten anders zu behandeln als weibliche. In mehreren Studien wurde festgestellt, dass Männer, obzwar sie weniger risikobewusst sind, in Arztpraxen, Apotheken und vom Krankenpflegepersonal seltener über Gesundheitsrisiken aufgeklärt werden als Frauen. In Großbritannien beispielsweise wurden nur 29 Prozent der urologischen männlichen Patienten von ärztlicher Seite über die Hodenselbstuntersuchung informiert, aber 86 Prozent der gynäkologischen Patientinnen über die Brustselbstuntersuchung.[107]

Trotz allem schätzen Männer selbst ihre Gesundheit insgesamt besser ein als Frauen die ihre, zumindest wenn sie von offizieller Seite danach gefragt werden. So beurteilten bei der Gesundheitsbefragung 2006/2007 78 Prozent der österreichischen Männer, aber nur 73 Prozent der Frauen ihre Gesundheit als zumindest „gut“[108], am zufriedensten mit ihrem Gesundheitszustand sind übrigens Männer, die mit einer Partnerin und mit Kindern im selben Haushalt wohnen. Auch meinen vier von fünf Männern, ohnehin gesundheitsbewusst zu leben.[109] Das ist kein österreichisches Phänomen, sondern hat überall in der industrialisierten Welt seine Gültigkeit.

Männer gesünder machen

Anfang Oktober 2005 kamen in Wien mehr als 50 Vertreter europäischer Organisationen zusammen, die alle etwas mit Männergesundheit zu tun haben. Auf dieser ersten Europäischen Männergesundheitskonferenz des European Men's Health Forum EMHF verabschiedeten die – großteils männlichen – Wissenschaftler, Mediziner, Sozialarbeiter, Psychologen und Patientenvertreter die „Wiener Erklärung über die Gesundheit von Männern und Jungen in Europa". Aufgrund der unbefriedigenden Inanspruchnahme der Gesundheitsversorgung und -informationen durch Männer, der oft nicht auf Männer zugeschnittenen Angebote im Gesundheitsbereich, des Mangels an Forschung und Investitionen im Bereich der Männergesundheit, der unnötig niedrigen Lebenserwartung europäischer Männer und inakzeptabel hoher Sterberaten aufgrund vermeidbarer Ursachen wurden die Europäische Union, die nationalen Regierungen, die Gesundheitsversorger und verwandte Institutionen aufgefordert:

- Männergesundheit als einen eigenständigen und wichtigen Bereich anzuerkennen;
- die Einstellung von Männern in Gesundheitsfragen genauer zu erfassen;
- in männerorientierte Ansätze der Gesundheitsversorgung zu investieren;
- auf Schul- und Gemeindeebene die Gesundheit von Männern und Jungen zu thematisieren;
- eine koordinierte Gesundheits- und Sozialpolitik zur Förderung der Männergesundheit zu entwickeln.[110]

Mit der Umsetzung hapert es allerdings, wenngleich die Probleme, wie MEN-Leiter Romeo Bissuti das sieht, seither sogar noch größer geworden sind. Für ihn hat das einen einfachen Grund: „Ein Problem ist, dass kaum politische Akteure identifizierbar sind, die das Thema entsprechend treiben könnten", sagte er in einem Zeitungsinterview. „Es ist natürlich eine heiße Kartoffel, die niemand gerne angreift, weil man sich leicht die Finger verbrennt. Man könnte schnell in Verdacht geraten, gegen Frauen zu sein." Dabei brauchen seiner Meinung nach viele Frauenförderprogramme „begleitende Männerprojekte, um wirklich gut zu funktionieren. Notwendig ist daher ein ganzheitlicher Ansatz: Man muss die Männer mit ins Boot holen."

Vor allem sollten sich die Männer selbst das Recht herausnehmen, fürsorglicher auf sich zu achten und sich hie und da fragen, wie es ihnen eigentlich geht. Aus Bissutis Sicht besonders wichtig: „Männer sollten offener für Ratschläge, aber auch für Kritik von außen sein, Signale der Umwelt aufnehmen und Rückmeldungen nicht aus einem falsch verstandenen Männlichkeitsbild heraus ignorieren, sondern ernst nehmen" sowie das im europäischen Vergleich gute Gesundheitsangebot entsprechend nützen.

Aus Befragungen wie jener, die dem „Österreichischen Männergesundheitsbericht" zugrunde liegt, geht hervor, dass Männer das auch gern tun wollen. Allerdings wünschen sie sich eine persönliche Einladung zu Vorsorgeuntersuchungen und mehr Gesundheitsinformationen in Fernsehen und Zeitungen. Die bereits vorhandenen sieht und liest allerdings nur jeder Fünfte.[111]

Mein Bauch gehört mir

„Wir haben abgetrieben" – mit dieser Titelgeschichte vom 6. Juni 1971, in der 374 Frauen bekannten, eine Schwangerschaft abgebrochen zu haben, landeten die deutsche Illustrierte „stern" und die Initiatorin der Aktion Alice Schwarzer mehr als einen kurzzeitigen Medienknüller. Das Bekenntnis der Frauen, viele davon das, was man heute „Promi" nennt, setzte drei Jahre nach den 68er-Revolte etwas in Gang: die öffentliche Debatte um das Selbstbestimmungsrecht der Frauen. „Mein Bauch gehört mir" wurde zur Parole für die zweite Frauenbewegung. War es in der ersten hauptsächlich darum gegangen, das Wahlrecht zu erkämpfen, ging es in der zweiten um Unabhängigkeit und die Befreiung vom männlichen Diktat, auch und vor allem, was den eigenen Körper betraf. Abtreibung war strafbar. Vergewaltigung in der Ehe kein Delikt. Die Pille war zwar bereits seit Jahren auf dem Markt, aber „es gab in ganz Wien vielleicht drei – nur männliche – Gynäkologen, die bereit waren, einer unverheirateten Achtzehn-, Neunzehnjährigen die Pille zu verschreiben", erinnert sich die Wiener Gesundheitsbeauftragte und Psychologie-Professorin Beate Wimmer-Puchinger.[112]

40 Jahre später ist die Pille die häufigste zur Schwangerschaftsverhütung verwendete Methode, in Österreich regelt die Fristen- und in Deutschland die Indikationslösung den legalisierten Schwangerschaftsabbruch. Doch ideologische Diskussionen um das Thema Abtreibung flackern immer wieder auf, und sei es nur, wenn Gesundheitsminister sich dafür einsetzen, dass öffentliche Krankenhäuser Abbrüche durchführen. „Der Frauenkörper ist nach wie vor Projektionsfläche – für ökonomische Interessen, Ideologien oder parteipolitische Machtspielchen", sagt Wimmer-Puchinger.

„In der Medizin wird der weibliche Körper überhaupt erst seit Kurzem auch in anderen als im gynäkologischen Bereich berücksichtigt. Über Jahrhunderte galt der Mann als Maß aller Dinge.“ (siehe auch „Ungleich besser“, Seite 7ff.).

Opferbereite Frauen

Auch die weibliche Lebensrealität fand – und findet in manchen Bereichen bis heute – in der Medizin kaum Beachtung. Die klassische Rollenteilung in der Familie: der Mann als Ernährer, die Frau als Hüterin von Heim, Herd und Kindern existiert kaum noch. Laut Statistik Austria ist die Erwerbsquote der 15- bis 64-jährigen Frauen innerhalb der letzten zehn Jahre von 61,8 Prozent auf 69,3 Prozent angestiegen.[113] Doch, wie es trocken im letzten „Frauenbericht“ heißt: „Niedrige berufliche Stellungen werden häufiger Frauen zugewiesen, höhere Positionen werden hingegen von Männern dominiert.“[114] Vor allem Alleinerzieherinnen sind in einkommensträchtigen Jobs selten anzutreffen. Das bedeutet im Klartext: weniger Einkommen, weniger Aufstiegschancen, weniger soziales Ansehen, zumal Frauen vielfach in prekären Arbeitsverhältnissen und atypischen Beschäftigungsformen, in Zeit- oder Leiharbeit zu finden sind. Damit wird die berufsbedingte Belastung nicht geringer, im Gegenteil, denn von Sonderformen der Arbeitszeit, etwa zum Wochenende, in den Abend- und Nachtstunden oder auch bei Turnus- und Schichtdiensten sind Frauen in weitgehend gleichem Ausmaß betroffen wie Männer.

Und das, obwohl sie zusätzlich immer noch den Großteil der unbezahlten Arbeit verrichten. Denn berufstätig zu sein bedeutet für Frauen noch lange nicht, dass sie nicht auch für

Heim, Herd und Kinder zuständig wären. Vor allem für die Kinder. Von dem Angebot, in den ersten beiden Lebensjahren des Nachwuchses Elternkarenz zu beanspruchen, machen in 98,2 Prozent der Fälle die Mütter Gebrauch.[115] Während Frauen, die Kinder bekommen, ihre Arbeitszeit außer Haus reduzieren, setzt bei Männern das umgekehrte Phänomen ein: Sie machen mehr Überstunden. Doch die eingeschränkte Erwerbstätigkeit über längere Zeit bedeutet in der Folge eine deutliche Schlechterstellung nicht nur auf dem Arbeitsmarkt, sondern auch, was die soziale Sicherung, vor allem im Alter, anlangt. Dazu kommt: Auch wenn die Frau einen Fulltimejob hat, ist ihr Verdienst aufgrund der grundsätzlich bestehenden Einkommensunterschiede meist geringer als der ihres Partners. Zwischen dem Einkommen, der Pension und dem Arbeitslosengeld von Frauen und Männern klafft immer noch eine deutliche Differenz, mit ein Grund, warum Österreich im „Global Gender Gap Report“ des Weltwirtschaftsforums von 134 Ländern auf Platz 37 gereiht ist, noch hinter Trinidad, Namibia oder Uganda. Deutschland hat es immerhin auf Platz 13 geschafft, ist aber, ebenso wie Österreich, in den letzten fünf Jahren zurückgefallen.[116] Diese Ungleichheit erzeugt Stress und ist für Herz-Kreislauf-Erkrankungen ebenso verantwortlich wie für Schlaganfälle und Fettleibigkeit, konstatieren die britischen Medizinwissenschaftler Richard Wilkinson und Kate Prickett.[117]

Auch die Doppel- und Dreifachbelastung von Frauen, die sich zwischen Beruf, Kindern, Haushalt und oft auch noch betreuungsbedürftigen Eltern hin und hergerissen und aufgerieben fühlen, fordert ihren gesundheitlichen Tribut. Die Belastung äußert sich nicht selten in psychischen Erschöpfungssymptomen. So wurden im Jahr 2009 zwei Drittel der aufgrund von psychiatrischen Erkrankungen notwendig gewordenen Krankenstandstage von Frauen in Anspruch genommen.[118] Stress, Burnout, Depressionen waren bei Frauen die häufigste Ursache für Frühpensionen. Allerdings neigen Ärzte und Ärztinnen dazu, bei Frauen, die sich nicht wohl fühlen, eher psychische Störungen zu diagnostizieren als bei Männern, wo häufiger nach einer organischen Ursache geforscht wird. Die logische Konsequenz ist, dass Frauen auch den bei weitem höheren Anteil an Psychopharmaka verschrieben bekommen. „Frauen gelten leicht als hysterisch, weniger belastbar, angerührt, übersensibel“, sagt die österreichische Publizistin Elfriede Hammerl. Doch Tatsache ist: „Sie sind nicht angerührt, sondern sie leiden an der Doppel- und Dreifachverantwortung, die ihnen von der Gesellschaft aufgebürdet wird – als Mütter schuld an allem, was die Kinder bedrückt, als Arbeitnehmerin mit Misstrauen beobachtet, weil ja sicherlich von Familienpflichten abgelenkt.“[119]

Vor allem weil sie in ihrer Freizeit oft mit Putzen, Aufräumen und Kochen beschäftigt sind, haben Frauen weniger Muße als Männer, sich anderen Freizeitaktivitäten zu widmen. Zum Abschalten oder Sporttreiben kommen sie kaum. Das ändert sich übrigens auch nicht, wenn die Kinder aus dem Haus sind und die Erwerbstätigkeit zu Ende ist: In der Altersgruppe ab 65 bleibt den Männern im Durchschnitt eine Stunde mehr Zeit für Freizeitaktivitäten als den Frauen.[120]

Insgesamt wirkt sich eine Partnerschaft auf die Gesundheit von Frauen weniger günstig aus als auf die der Männer (siehe auch „Ungleich besser“, Seite 7ff.). Zwar kann die gegenseitige emotionale Unterstützung durchaus positiv sein: Sie senkt die Pulsfrequenz, stärkt das Immunsystem und lindert Depressionen.[121] Doch Männer sind in Beziehungen nicht nur zufriedener, sie profitieren unter anderem deshalb mehr, weil sie durch die Frauen soziale Unterstützung und Beziehungen im weiteren sozialen Umfeld erhalten, haben der US-amerikanische Bevölkerungswissenschaftler Lee Lillard und sein Team herausgefunden. Auch lassen sie ihre Junggesellenflausen bleiben und verkaufen beispielsweise ihr Motorrad oder gehen früher schlafen.

„Wir Frauen sind die kommunikativeren, wir sind die Kümmertanten, wir sind die Empathischen, die alles schlucken und sich für alles verantwortlich fühlen", sagt Beate Wimmer-Puchinger. „Wenn ich mir manchmal so selber zuhöre, frage ich mich: Trage ich jetzt dazu bei, die Stereotypen fortzuschreiben?" Doch Stereotype hin oder her: Die Frauen sind nach wie vor auch diejenigen, die sich um das leibliche Wohl und um die Gesundheit ihrer Familie kümmern. Das kann dann so weit gehen, dass Frauen zu 36 Prozent, Männer aber nur zu sechs Prozent bereit sind, dem Partner bzw. der Partnerin eine Niere zu spenden.[122] Freilich liegt die Ursache für diesen Unterschied nicht in einer Böswilligkeit oder Lieblosigkeit der Männer, sondern vielmehr in der Opferbereitschaft, die von Frauen erwartet wird und der sie entsprechen. So werden von den 60- bis 75-jährigen Männern im Krankheitsfall 83,1 Prozent von ihren Ehefrauen oder Lebensgefährtinnen gepflegt, von den gleichaltrigen Frauen können jedoch nur 52 Prozent auf eine Betreuung durch ihren Partner bauen.[123] Auch kommen verheiratete Männer, die einen Herzanfall erleiden, eher ins Krankenhaus als verheiratete Frauen mit demselben Gesundheitsproblem. Denn es sind die Ehefrauen, die zum Telefonhörer greifen und den notärztlichen Dienst rufen.[124] Und schließlich scheint sich die Ehe auch günstig auf das Gewicht der Männer auszuwirken. Nach einer Scheidung nehmen Männer zu, haben Forscher der Universität Columbus in Ohio anhand der Daten von 10.000 US-Amerikanern erhoben. Wahrscheinlicher Grund: Es ermahnt sie niemand mehr zum gesünderen Essen. Oder sie essen aus Unglück. Denn überhaupt ist es für Männer problematischer, geschieden zu sein als verwitwet. „Entscheidend ist dabei das Bewältigungsverhalten des Scheidungsereignisses vieler Männer", sagt der Dresdener Erziehungswissenschaftler Matthias Stiehler. Dieses Bewältigungsverhalten hat sich langfristig als besonders gesundheitsgefährdend erwiesen.[125]

Essen zum Frustabbau

Was das Kümmern ums eigene leibliche Wohl betrifft, so zeigen Ernährungsberichte: Frauen essen anders. Sie bevorzugen Gemüse- und Nudelgerichte, leichte Kost, Frischobst, Milchprodukte und Rohkost, während Männer sich lieber von energiereichen, deftigen Speisen mit einem hohen Fleischanteil ernähren. Allerdings greifen Frauen häufiger als Männer zu zuckerhaltigen Lebensmitteln. Frauen sind besser über Ernährungsthemen informiert. Doch ihr Verhältnis zum Essen ist häufig ambivalent, und sie orientieren sich weniger an dem, was gesund ist, als an dem, was – vermeintlich – schlank macht. Und das von klein auf. „Für Mädchen ist das Thema Ernährung oft mit negativen Gefühlen wie Angst oder Sorge verbunden", sagt die Ernährungswissenschaftlerin Ingrid Kiefer: „Essen ist ein Bereich, der als potenzielle Bedrohung wahrgenommen wird und eine besondere Umsicht und Kontrolle erfordert." Laut einer Umfrage unter 11- bis 17-Jährigen verzichtet ein Viertel der Mädchen

Traditionelle Zuordnungen

Was an Männern positiv ist, ist an Frauen negativ. Und umgekehrt.

weiblich positiv	**=**	**männlich negativ**
sensibel	=	weich, schlapp, Weichei
sanft	=	Versager
gefühlvoll	=	unmännlich
männlich positiv	**=**	**weiblich negativ**
dynamisch	=	hysterisch, hektisch
zielstrebig	=	machtgeil
ehrgeizig	=	übertrieben ehrgeizig
tüchtig	=	wichtigtuerisch
Durchsetzungsvermögen	=	rücksichtslos
Führungspersönlichkeit	=	unweiblich
sachlich	=	emotionslos
objektiv	=	kalt
besonnen	=	zögernd, zaudernd
vorsichtig	=	ängstlich, feig
mutig, tapfer	=	kopflos, leichtsinnig
warmherzig, herzlich	=	gefühlsbetont, sentimental

Quelle: Hammerl E: Was ist Gender? Geschlechtsspezifische Rollenzuweisungen und ihre alltäglichen Auswirkungen. In: Hochleitner M (Hg): Gender Medicine. Ringvorlesung an der Medizinischen Universität Innsbruck. Band 2. Facultas, Wien 2009, Seite 10f.

in diesem Alter oft auf mindestens eine Mahlzeit am Tag. Die Folge: Mädchen und Frauen sind wesentlich häufiger von Essstörungen betroffen als Männer (siehe auch „Die Seele, ein weites Land“, Seite 90f.).

Umgekehrt setzen Frauen und Mädchen das Essen auch häufig als Mittel zur Frustbewältigung ein. Dann geben sie einem Heißhunger nach, in dem sie süße Kalorienbomben oder fette Hamburger verdrücken, von denen sie sich sonst fernhalten. So zeigt eine Untersuchung aus Österreich vor allem bei Frauen einen Einfluss der Gefühle auf das Ernährungsverhalten, der schließlich zu einem Teufelskreis wird: „Je mehr das Essen eine Reaktion auf eindeutige Emotionen ist, desto stärker wird das Essverhalten beeinflusst, indem mehr gegessen wird", so Kiefer.[126] Auch machen Untersuchungen der Gehirnaktivität deutlich, dass Frauen, wenn sie hungrig sind, ihren Appetit weniger gut zügeln können als hungrige Männer.[127] Das mag einer der Gründe sein, warum Abmagerungskuren bei übergewichtigen Frauen weniger erfolgreich sind.[128] Vor allem nach den Wechseljahren kann das fatal werden. Sobald die Östrogenproduktion zurückgefahren wird, nimmt der Anteil an Fettgewebe im weiblichen Körper zu, die Muskelmasse ab. Dadurch sinkt der so genannte Grundumsatz – die Energiemenge, die der Körper braucht, um zu funktionieren. Das bedeutet: Um das Gewicht zu halten, ist weniger Essen notwendig. Dazu kommt, dass Frauen in den Wechseljahren sich oft antriebsschwach fühlen, sich also nicht gern bewegen. Da vielen Frauen dieser Zusammenhang nicht klar ist, steigt der Anteil an Übergewichtigen bzw. Fettsüchtigen mit dem Alter und damit das Risiko für Diabetes und Herz-Kreislauf-Erkrankungen.

Das Gender-Paradoxon

„Die soziale Rolle der Frau wurde jahrhundertelang mit Krankheit und gesundheitlicher Beeinträchtigung gleichgesetzt, mit Menstruations-, Schwangerschafts- und Klimakteriumsbeschwerden", sagt die Bielefelder Psychologin und Gesundheitswissenschaftlerin Petra Kolip, „was teilweise zu der Vorstellung geführt hat, Frauen seien die perfekten Konsumentinnen der Medizin."[129] Tatsächlich suchen Frauen öfter als Männer medizinische Hilfe, und zwar nicht nur im Zusammenhang mit Verhütung, Schwangerschaft und Geburt oder aufgrund der Arztbesuche, die durch die zunehmende Medikalisierung der Wechseljahre für notwendig befunden werden. Die höhere Frequenz mag auch darin begründet liegen, dass Frauen doppelt so oft zum Arzt oder zur Ärztin gehen müssen wie Männer, damit ihre Symptome ernst genommen werden. Das hat zumindest die Deutsche Bundeskoordination Frauengesundheit festgestellt.[130]

Bei Gesundheitsbefragungen geben 82 Prozent der Frauen, aber nur 76 Prozent der Männer an, im letzten Jahr eine allgemeinmedizinische Praxis aufgesucht zu haben. Das gilt auch für Menschen im jungen und mittleren Erwachsenenalter.[131] „Im Unterschied zu Männern haben Frauen ein ausgeprägteres Gefühl dafür, sich gesund zu halten, den Körper zu beobachten und sich um den eigenen Körper zu kümmern", umreißt Kolip einen der Gründe. Dieses Gefühl scheint mit dem Alter jedoch zu schwinden: Nach dem 55. Lebensjahr, wenn die reproduktive Phase zu Ende ist, sinkt bei Frauen die Bereitschaft für so genannte Vorsorgeuntersuchungen, zumeist Krebsfrüherkennung. „In den Altersgruppen, in denen die Krebserkrankungen dann häufiger werden, werden Früherkennungsuntersuchungen seltener", macht Petra Kolip aufmerksam. Das Angebot von Präventionsmaßnahmen – von Wirbelsäulengymnastik bis Entspannungsübungen – wird von Frauen öfter in Anspruch genommen als von Männern. Allerdings ebenfalls nur bis zu einem gewissen Alter: Ab 60 sind die Nutzungsraten auf einem ähnlich niedrigen Niveau wie die der Männer.[132]

Zwar zeigen Studien auch, dass die Überzeugung vieler

Frauen, Kranksein sei der einzige legitime und akzeptierte Grund, sich aus den Überlastungen in der Familie zurückzuziehen, zu einer übertriebenen Inanspruchnahme von medizinischer Hilfe führen kann.[133] Das trifft jedoch offenbar nur dann zu, wenn sie dadurch nicht länger abwesend sein müssen. Wenn es beispielsweise um die gesundheitliche Wiederherstellung nach einem Herzinfarkt geht, so begeben sich Frauen wesentlich seltener als Männer für einen wochenlangen Aufenthalt in ein Rehabilitationszentrum und bevorzugen ambulante Maßnahmen[134], die in der Zukunft auch ausgebaut werden sollen.

Der Medikamentenkonsum überwiegt ganz deutlich bei den Frauen, jedoch hauptsächlich was Psychopharmaka und Schmerzmittel angeht: Frauen nehmen laut Selbstauskunft 2,8-mal so häufig wie Männer Medikamente gegen Kopfschmerzen ein und etwa doppelt so häufig wie Männer Antidepressiva, Schlafmittel oder Mittel gegen Gelenksschmerzen.[135] „Zwei Drittel der Langzeitpatienten [die Beruhigungsmittel bekommen] sind Frauen", sagt der Pharmazeut Gerd Glaeske, der am Zentrum für Sozialpolitik der Universität Bremen eine Professur für Versorgungsforschung innehat.[136] Und er gibt zu bedenken, dass unerwünschte Wirkungen, die mit einer solchen Dauerverordnung verbunden sind – wie etwa die Gangunsicherheit, die häufig die Ursache von Stürzen und Knochenbrüchen ist –, „zeigen, wie sich der potenzielle Nutzen von sinnvollen Arzneimitteln in sein Gegenteil verkehren kann". Solche großteils dämpfend wirkenden Medikamente werden zuweilen auch als Therapie für das so genannte „Frauensyndrom" gegeben, „das sich aus Symptomen wie Nervosität, depressive Verstimmung, Schlafstörungen, Kopf- und Migräneschmerzen und Herz-

Kreislauf-Störungen zusammensetzt“, sagt Glaeske. Zwar würden genaue Kriterien zur Bestimmung des Krankheitswertes dieses Syndroms fehlen, die Arzneimittel aber trotzdem verordnet.

Mengenunterschiede gibt es auch in der Verschreibung von Blutdruck- und Blutfettsenkern zur Vorbeugung von Gefäßschäden sowie bei Herz- und Diabetesmitteln – jedoch ist die Relation umgekehrt, selbst wenn unterschiedliche Häufigkeitszahlen von Bluthochdruck oder hohen Blutfettwerten ausgeglichen werden: Männer bekommen diese Arzneien häufiger verschrieben. Besonders auffällig ist laut Glaeske die Verordnung von Mitteln, die Blutgerinnsel nach Schlaganfall oder Herzinfarkt verhindern sollen (siehe auch: „Auf Herz und Nieren“, Seite 129ff.).

Laut eigenen Angaben leiden 33 Prozent der Frauen an zumindest einem chronischen, also lang andauernden gesundheitlichen Problem; bei den Männern sind es 29 Prozent.[137] Das bedeutet: Frauen leben zwar länger, erleben aber weniger Lebenszeit in guter Gesundheit. „Gender Paradoxon“ nennt die Wissenschaft dieses Phänomen. Diese gesunde Lebenserwartung wird in der internationalen Gesundheitsberichterstattung seit den 1970er Jahren sowohl von der Weltgesundheitsorganisation WHO als auch von der Organisation für wirtschaftliche Zusammenarbeit und Entwicklung OECD berechnet und gewinnt immer mehr an Bedeutung. Denn sie gibt nicht nur Aufschluss darüber, wie lange Menschen leben, sondern auch, in welcher Lebensqualität.

Verlässliche epidemiologische Daten sind selten, der Gesundheitszustand wird, vor allem im Österreich, meist durch Befragungen der Bevölkerung über die eigene Gesundheit ermittelt. Da die Krankheitshäufigkeit bzw. der Gesundheitszustand zum Teil bloß abgefragt, also ziemlich subjektiv beurteilt wird, sind die Zahlen ungenau. Manche Forscherinnen und Forscher geben deshalb die Verzerrungen zu bedenken, die dadurch entstehen, dass Männer Gesundheitseinrichtungen seltener in Anspruch nehmen und deshalb möglicherweise häufig unerkannt krank sind, Frauen hingegen eher über Gesundheitsprobleme und Beschwerden klagen und sie als krankheitswertig einstufen. Bereits unter den 15-Jährigen, also ab der Pubertät, werten nur 23,6 Prozent der Mädchen, aber 40,3 Prozent der Jungen ihre Gesundheit als „ausgezeichnet“[138], wobei nicht klar ist, ob die Sexualhormone oder die sich bemerkbar machende Geschlechterrolle die Basis für diese Einschätzung bilden. Bei den über 75-Jährigen bezeichnen laut Gesundheitsbefragung nur 35 Prozent der Frauen, aber 44 Prozent der Männer ihren Gesundheitszustand als „sehr gut“ oder „gut“.[139] Aufgrund anderer Berechnungen ist davon auszugehen, dass Frauen rund 76 Prozent ihres Lebens gesund sind, Männer aber 80 Prozent.[140]

„Das ‚Gender-Paradoxon‘ gibt es“, bestätigt Archana Singh-Manoux vom französischen Gesundheitsforschungsinstitut INSERM, die vor Kurzem eine große Vergleichsstudie durchgeführt hat. „Viele genetische, hormonelle, soziale und kulturelle Faktoren wirken bei der Entstehung und im Verlauf von Krankheiten zusammen. Und das kann bei Frauen und Männern durchaus unterschiedlich sein.“ [141]

Armut macht krank

Freilich muss noch ein anderer Aspekt berücksichtigt werden: Frühzeitliche Sterblichkeit und gesundheitliche Beeinträchtigungen treten bei Menschen mit niedrigem sozialen

Chronische Krankheiten und Gesundheitsstörungen

Frauen	Männer
Schlafstörungen[1]*	
30,7%	20,8%
Chronische Schmerzen[2]	
28%	22%
Allergien**	
24%	18%
Bluthochdruck[2]**	
37%	35%
Migräne/häufige Kopfschmerzen**	
26%	11%
Muskel-, Knochen- und Gelenkprobleme[2]	
28%	17%
Diabetes Typ 2**	
6% (23% der über 75-Jährigen)	5% (19% der über 75-Jährigen)

Quellen:
1 Klimont J et al: Österreichische Gesundheitsbefragung 2006/2007. Hauptergebnisse und methodische Dokumentation. Statistik Austria im Auftrag von Bundesministerium für Gesundheit, Familie und Jugend und Bundesgesundheitsagentur. Wien 2007, * Antwort auf das Auftreten in den vergangenen zwei Wochen, Seite 197. **Antwort auf die Frage „Hatten Sie jemals ...?", Seite 14ff.
2 Eurobarometer 2007. In: European Commission: The State of Men's Health in Europe – Report, European Union 2011, Seite 29.

Status, geringem Einkommen und geringer Bildung häufiger auf. Dabei wirken sich diese Faktoren, der so genannte sozioökonomische Status, nicht unbedingt direkt, wohl aber indirekt auf die Gesundheit aus, weil die Möglichkeiten, sich gesundheitsbewusst zu verhalten, davon abhängen. Das gilt für Frauen wie für Männer, und der Grundstock wird schon in der Kindheit gelegt, wenn nicht überhaupt in der Schwangerschaft. So gibt es nicht nur einen Zusammenhang zwischen dem Bildungsgrad der Mutter und dem Risiko einer Frühgeburt. Kinder aus sozial und wirtschaftlich benachteiligten Schichten erkranken schon in jungen Jahren häufiger als Gleichaltrige aus Familien mit höherem Einkommen. Da viele Krankheiten eine lange Entstehungsgeschichte haben, ist ein Gesundheitsproblem im Erwachsenenalter häufig auf die gesundheitliche Situation in der Kindheit zurückzuführen. Dazu kommt, dass bei Kindern aus einem Elternhaus mit geringer Schulbildung und niedrigem Einkommen die Wahrscheinlichkeit hoch ist, dass sie auch als Erwachsene einer benachteiligten Schicht angehören.[142]

Gemessen an der höchsten abgeschlossenen Schulbildung wird der Unterschied in der Lebenserwartung deutlich. So beträgt der Vorsprung im Alter von 35 Jahren der höchsten gegenüber der niedrigsten Bildungsstufe (Abschluss einer Hochschule bzw. der Pflichtschule) bei den Männern rund sechs, bei den Frauen rund drei Jahre. 35-jährige Frauen mit Hochschulabschluss haben gar um eine um neun Jahre höhere Lebenserwartung als gleichaltrige Männer, die nur die Pflichtschule abgeschlossen haben.[143] Was das Gesundheitsverhalten anlangt, so besteht ein eindeutiger Zusammenhang mit dem Einkommen: Unter den arbeitslosen Männern sind die meisten Raucher, fast jeder zweite Mann ohne Arbeit raucht. Unter den arbeitslosen Frauen hingegen sind die meisten Übergewichtigen; 21,8 Prozent der Frauen, die keinen Job finden, sind zu dick.[144] „Wir haben nach wie vor viel zu tun, eine soziale Medizin auf die Erde zu setzen“, weiß denn auch die Wiener Gesundheitsbeauftragte Beate Wimmer-Puchinger. Es gelte, sich für diejenigen am meisten einzusetzen, die es am dringendsten brauchen, und „das sind die

Frauen leiden mehr

Während in Kriegen mehr Männer ums Leben kommen, sterben bei Naturkatastrophen mehr Mädchen und Frauen. Und zwar nicht unmittelbar, sondern in der Zeit danach. Die Ursachen sind nicht in einer körperlichen Schwäche von Frauen zu suchen, hat Eric Neumayer von der London School of Economics and Political Science (LSE) in einer Untersuchung festgestellt, in der er die Daten von Naturkatastrophen in 141 Ländern in der Zeit von 1981 bis 2002 auswertete.[145] Vielmehr ist es ein niedriger sozioökonomischer Status – das heißt, wenig Bildung, wenig Einkommen und prekäre Wohnverhältnisse –, der für Frauen in Extremsituationen besonders gefährlich wird. Auch nehmen Frauen oft die Verpflichtung auf sich, sich um Kinder und alte Menschen zu kümmern. Das alles trägt dazu bei, dass Frauen nach Flutwellen, Dürrekatastrophen, Erdbeben oder Epidemien weniger Möglichkeiten haben, sich mit der neuen Lage zu arrangieren, sie werden öfter Opfer von Infektionen, Vergewaltigungen, Plünderungen und Raubüberfällen – häufig mit tödlichem Ausgang.

sozial benachteiligten Gruppen: Alleinerzieherinnen, Pensionistinnen, Arbeitslose, Migrantinnen". Und es gelte, „eine sozialer orientierte Medizin einzufordern, die die Lebensumstände von Frauen und Männern mehr in die Diagnose und Therapie einbezieht".[146]

Die Seele, ein weites Land

Psychiatrische und neurologische Erkrankungen und Beschwerdebilder gehören zu den häufigsten Gesundheitsstörungen. Während Männer dazu neigen, zu viel Alkohol zu trinken, stürzen Frauen öfter in eine Depression. Oder ist alles ganz anders?

Ganz unerwartet kam die Meldung im September 2011 nicht, trotzdem überraschte sie in ihrer Tragweite sogar Medizinerinnen und Mediziner: 38,2 Prozent der Europäerinnen und Europäer leiden unter einer psychischen oder neurologischen Erkrankung.[147] Zwar ist diese Zahl nur eine Schätzung aufgrund einer Zusammenschau verschiedener Studienergebnisse, nationaler Erhebungen und Expertenbefragungen in den 27 EU-Ländern sowie in der Schweiz und in Norwegen. Doch es ist davon auszugehen, dass sie stimmt: Erkrankungen des Gehirns, der Nerven und der Seele werden immer mehr zur Geißel der Menschheit. Sie machen bereits mehr als 26 Prozent der gesamten so genannten Krankheitslast aus, das sind laut Definition der Weltgesundheitsorganisation WHO sowohl durch Tod verlorene als auch durch krankheitsbedingte Behinderungen in ihrer Qualität geminderte Lebensjahre. Depressionen gehören ebenso dazu wie Angststörungen, die Alzheimer-Demenz genauso wie Schizophrenie, Zwangsstörungen, Multiple Sklerose, Autismus oder Suchterkrankungen bis hin zu Essstörungen.

In ihrer systematischen Übersichtsarbeit, in der 19 internationale Fachleute einschlägige Studien der letzten 30 Jahre unter die Lupe nahmen, kamen die Autoren und Autorinnen aber auch zu dem Schluss, dass es bei den mentalen Erkrankungen einen Unterschied macht, ob man eine Frau oder ein Mann ist: Zwar sind Männer und Frauen insgesamt gleich häufig von psychischen Krankheiten betroffen, doch werden bei Frauen eher depressive Störungen diagnostiziert sowie Ängste und Phobien leichter und schwerer Ausprägung, Selbstmordversuche, Essstörungen, selbstverletzendes Verhalten und Medikamentenabhängigkeit. Bei Männern sind es mehr Psychosen, mehr Selbstmorde, Alkoholismus und illegaler Drogenkonsum sowie antisoziale Verhaltensweisen, sprich Gewalt und Aggression. Schon in der Kindheit und Jugend ist ein Unterschied zu verzeichnen: Bei Jungen wird öfter die Aufmerksamkeitsstörung ADHS diagnostiziert, bei Mädchen sind es häufiger Essstörungen, vor allem Magersucht.

Ein ähnliches Bild zeigen auch die Statistiken über Krankenhausaufenthalte. So werden Frauen aufgrund von psychischen Erkrankungen, Verhaltensstörungen und Krankheiten des Nervensystems öfter stationär aufgenommen als Männer, wobei vor allem Demenz (66 Prozent) und affektive Störungen wie Depressionen (66,8 Prozent) häufiger bei Frauen zu einem Krankenhausaufenthalt führen. Bei den Männern hingegen überwiegen durch Alkohol (71 Prozent) oder Drogen (64,5 Prozent) verursachte psychische Störungen bei den Ursachen für eine stationäre Behandlung.[148]

Nur ein Diagnoseproblem?

Freilich kann aus den Daten nicht zwangsläufig geschlossen werden, dass Männer oder Frauen tatsächlich häufiger oder seltener von bestimmten Krankheiten, beispielsweise Depressionen, heimgesucht werden. Es gibt zwar einige Studien zu ererbten Ursachen, doch deren Ergebnisse sind widersprüchlich, und derzeit wird davon ausgegangen, dass es zwar eine genetische Komponente gibt, die aber gering ist und auch keinen großen Einfluss auf Häufigkeitsunterschiede zwischen Männern und Frauen hat. Auch dem Einfluss der weiblichen Hormone Östrogen und Progesteron auf die Entstehung von Depressionen und Angststörungen sind die Wissenschaftlerinnen und Wissenschaftler auf der Spur. Vor allem das so genannte prämenstruelle Syndrom – Stimmungsschwankungen unmittelbar vor Einsetzen der Regelblutung – oder Depressionen nach der Geburt eines Kindes werden in diesem Zusammenhang gern als Beispiel genannt. Doch inwieweit am Babyblues und an der Missstimmung an den Tagen vor den Tagen die weiblichen Geschlechtshormone schuld sind und in welchem Ausmaß das Umfeld und die Lebenssituation dazu beitragen, ist noch nicht endgültig geklärt. Psychosoziale Präventionsmaßnahmen bereits in der Schwangerschaft, aber auch in geburtshilflichen Krankenhausabteilungen und in der ersten Zeit nach der Geburt haben sich jedenfalls in der Vermeidung von Wochenbettdepressionen bewährt.[149]

Bei den zahlenmäßigen Unterschieden, die Männern eher Alkohol- oder Drogenmissbrauch und Frauen eher affektive Störungen attestieren, kann es sich bis zu einem gewissen Grad um ein Diagnoseproblem handeln, da übermäßiges Alkoholtrinken oft nichts anderes als das Symptom einer Depression ist. „Es gibt Studien aus Gesellschaften, in denen kein Alkohol getrunken wird, etwa bei den Amish People in den USA oder bei orthodoxen Juden“, sagt Karin Gutiérrez-Lobos, Psychiatrie-Professorin und Vizerektorin an der Medizinischen Universität Wien.[150] „Oder auch in Gruppen, wo von Frauen und Männern gleich viel Alkohol getrunken wird, beispielsweise unter amerikanischen College-Studenten. Dort sind die Depressionsraten gleich hoch.“ Zudem weist Gutiérrez-Lobos darauf hin, dass die Tatsache, „dass Selbstmord meist mit einer psychischen Erkrankung gekoppelt ist und Depression die Hauptursache darstellt“, darauf schließen lasse, dass Depressionen als vermeintlich typische Frauenkrankheit bei Männern unterdiagnostiziert seien.

In Fachkreisen ist schon länger bekannt, dass die Diagnosekriterien für Depressionen allzu sehr auf Frauen zugeschnitten sind. Bereits in den 1980er Jahren wurde im Zuge einer Kampagne gegen die auf der Insel Gotland exorbitant hohen Selbstmordraten Erstaunliches festgestellt. Nachdem die Allgemeinmediziner eine besondere Ausbildung im Erkennen und in der Behandlung von Depressionen erhalten hatten, ging die Suizidrate auf der schwedischen Insel tatsächlich zurück. Allerdings nur bei Frauen. Die Männer waren weiterhin lebensmüde. Erst in einer zweiten Kampagne, als vermehrt auf die Depressionssymptomatik bei Männern Bedacht genommen wurde, konnten weitere Selbstmorde verhindert werden. Die Krux ist nämlich, dass sich die als klassisch bezeichneten Symptome wie gedrückte Stimmung, Antriebsstörung und Freudlosigkeit bei Männern nicht unbedingt darin zeigen, dass sie reglos vor sich hinstarren. Verfinstert sich bei Männern die Seele, so fühlen sie sich häufig gereizt und reagieren aggressiv gegen sich selbst und andere. Das kann in unmotivierten Gewaltausbrüchen enden, und sogar in so mancher Geisterfahrt auf der Autobahn sehen Psychiaterinnen und Psychiater die Depression eines männlichen Autolenkers als Ursache. Vielen betroffenen Männern sind die Wutanfälle und Waghalsigkeiten nachher ebenso peinlich wie unerklärlich. Auch versuchen etliche Männer, ihre Depressionen mit Alkohol oder Drogen zu betäuben.

Doch in Fragebögen zur Beurteilung psychischer Störungen finden sich immer noch Verhaltensweisen als Symptombeschreibungen klassifiziert, die bei Männern höchst selten sind und eher stereotypischem weiblichen Verhalten entsprechen. „Anders als in der inneren Medizin, wo Leukozyten oder Cholesterinwerte gemessen werden, ist die Psychiatrie ideologisch ebenso geprägt wie durch Erfahrungen", ist Gutiérrez-Lobos sicher. Und meint damit: Auch Psychiaterinnen und Psychiater sind nicht davor gefeit, bis zu einem gewissen Grad in Stereotypen zu denken und entsprechend zu diagnostizieren. So werden Frauen „schnell auf die Psychoschiene gesetzt, während Männer, die mit psychischen Problemen kommen, zuerst einmal internistisch durchgecheckt werden". Frauen, die überhaupt dazu tendieren, Konflikte zu verinnerlichen und mit Schuldgefühlen und Depressionen zu reagieren, wird immer noch eine gewisse Klagsamkeit zugestanden; Männer hingegen tun sich schwer damit, Beschwerden zu äußern, zumal solche, die mit ihrer Psyche zu tun haben, denn das käme unvermeidlich einem Verlust an Ansehen und Männlichkeit gleich. Dabei scheint es selbst der Männergesundheitsforschung vorrangig „um die Erklärung und Prävention vorzeitlicher Sterblichkeit insbesondere durch kardiovaskuläre Erkrankungen, Krebs oder Leberzirrhose"

Doppelstandard seelischer Gesundheit

Es war eine dieser Studien, die sich im Laufe der Jahre als bahnbrechend herausstellen. 1970 baten die US-amerikanischen Psychologen Inge und Donald Broverman Ärztinnen, Ärzte und Pflegepersonen, die mit psychisch Kranken zu tun hatten, typisch männliche Eigenschaften aufzulisten. Heraus kam: aggressiv, gelassen, logisch, brüsk, geradeheraus, ehrgeizig, aktiv, unabhängig, schlampig. Nach typisch weiblichen Eigenschaften befragt, listeten dieselben Personen konfliktscheu, emotional, sanft, taktvoll, ambitionslos, passiv, abhängig, ordentlich und raffiniert auf.

Schließlich sollten die Testpersonen noch eine Liste von Eigenschaften mental gesunder Menschen erstellen. Das Resultat ist nicht schwer zu erraten: Die Charakteristika eines bzw. einer Gesunden entsprachen fast zu 100 Prozent jenen eines Mannes.[151]

zu gehen und weniger um das Aufzeigen der männlichen Seelenpein, wie im „Ersten Deutschen Männergesundheitsbericht" bemängelt wird.[152] Dazu kommt, dass Männer insgesamt seltener ärztliche oder psychologische Hilfe in Anspruch nehmen (siehe Seite 70f.). Die Folge davon zeigt sich auch in der Behandlung. Frauen jeden Alters werden depressionslindernde Medikamente doppelt so oft verabreicht wie Männern.[153]

Erst in allerletzter Zeit scheint sich etwas zu ändern. Eine Analyse des Landesinstituts für Gesundheit und Arbeit in Nordrhein-Westfalen zeigt, dass seit 2006 die Zunahme der ambulanten Behandlungen von Depressionen und Angsterkrankungen bei Männern weit über denen der Frauen liegt, so dass sich die Zahlen beider Geschlechter allmählich annähern.[154]

Familie macht traurig

Allerdings mag es noch andere Gründe für die unterschiedliche Häufigkeit psychischer Erkrankungen geben: Bereits seit den 1970er Jahren ist klar, dass die Ursachen für psychische Störungen zu einem nicht unerheblichen Teil auch im sozialen, wirtschaftlichen und kulturellen Umfeld zu suchen sind. Das zeigt sich schon daran, dass die Häufigkeitszahlen der generalisierten Angststörung beispielsweise in Athen (schon lange vor der Finanzkrise) sowohl für Frauen als auch für Männer mehr als zwölfmal höher liegen als in Ankara, in Berlin doppelt so hoch wie in Verona. Oder dass Männer in Shanghai Panikattacken überhaupt nicht zu kennen scheinen, während Pariser Frauen extrem häufig darunter leiden.[155] Doch nur wenige Studien erfassen solche soziodemografischen Unterschiede oder werten sie aus.

Das soziale bzw. psychosoziale Umfeld wirkt sich auch im kleinen Kreis aus. So sind verheiratete Männer seltener depressiv und haben ein geringeres Selbstmord- und Alkoholmissbrauchsrisiko als alleinlebende Männer.[156] Umgekehrt gibt es unter den Verwitweten mehr Männer als Frauen, die depressiv werden. Verheiratete Frauen hingegen haben gegenüber unverheirateten „nicht den gleichen Ehe-Vorteil einer besseren psychischen Gesundheit wie die Männer“, sagt die Psychologin Christiane Schmerl von der Universität Bielefeld. „Die schlechteste psychische Befindlichkeit mit den höchsten Depressionsraten zeigen junge Ehefrauen mit mehreren Kleinkindern zu Hause.“ Zu dem Stress, den die Versorgungsleistung bei den jungen Müttern produziert, kommt noch jener, in den sie durch „gute Ratschläge“ von Nahestehenden, Verwandten, Freundinnen und Freunden hineingetrieben werden.[157] Mitte der 1990er Jahre zeigten es die Ergebnisse der bei der Belegschaft des schwedischen Autoherstellers Volvo durchgeführten Studie schwarz auf weiß: Während die Stresskurve bei männlichen Managern untertags je nach Arbeitsbelastung einige Spitzen zeigte, am späten Nachmittag und Abend aber abflachte, stieg sie bei Managerinnen kurz vor sieben Uhr abends noch einmal steil an – zu dem Zeitpunkt, wenn sie zu Hause das Abendessen vorbereiteten und gleichzeitig die Kinder fürs Schlafengehen fertig machten.[158] Eine neuere britische Untersuchung brachte zutage, dass Frauen nicht einmal während längerer Zugs- oder U-Bahn-Fahrten zur oder von der Arbeit abschalten können. Den Ergebnissen aus der Befragung von 15.000 britischen Pendlerinnen und Pendlern zufolge lastet der größte Stress auf Frauen, deren Kinder noch nicht zur Schule gehen. Die untätig verbrachte Zeit im Zug kostet sie mehr Nerven als Männer mit gleichaltrigen Kindern. Nicht einmal Frauen mit Partner, aber ohne Kinder kommen während der Fahrt zur Ruhe.[159] Dieser Dauerstress resultiert nicht nur oft in chronischer Erschöpfungsdepression („Burnout“), sondern hat auch Auswirkungen auf die Herzgesundheit (siehe auch „Auf Herz und Nieren“, Seite 129ff.).

„Es sind eben Menschen mit ganz bestimmten Belastungen, die Depressionen entwickeln“, sagt die Psychiaterin Gutiérrez-Lobos. Solche ganz bestimmten Belastungen sind auch Gewalterfahrungen, die oft am Beginn einer Depression oder einer Angststörung stehen. Frauen in westlichen Ländern sind öfter Opfer von traumatisierender Gewalt als Männer, Untersuchungen gehen davon aus, dass 14 bis

25 Prozent aller Frauen mindestens einmal in ihrem Leben vergewaltigt werden. Vor allem Missbrauch in der Kindheit hat „zweifelsfrei einen Einfluss auf die Entwicklung einer depressiven Symptomatik im späteren Erwachsenenalter", so der Medizin-Soziologe Martin Merbach vom Universitätsklinikum Leipzig.[160]

Psychotherapie ist weiblich

„Depressionen entstehen nicht von heute auf morgen. Und sie vergehen auch nicht von heute auf morgen", sagt Karin Gutiérrez-Lobos. Eine medikamentöse Therapie mit Antidepressiva ist in schweren Fällen angezeigt. In der Wirkung der Medikamente gibt es kaum Unterschiede bei Männern und Frauen – bzw. wurde bis heute noch kaum danach geforscht. Allerdings hat sich herausgestellt, dass unerwünschte Wirkungen sich unterschiedlich zeigen können. So nehmen Frauen während einer Therapie mit sogenannten trizyklischen Antidepressiva öfter an Gewicht zu und leiden unter niedrigem Blutdruck, was sie dann dazu veranlasst, die Behandlung frühzeitig abzubrechen. Bei Männern wiederum kommt es während der Therapie mit einer anderen Substanzgruppe, den Serotonin-Wiederaufnahmehemmern, zu Erektionsstörungen und Lustverlust – ebenfalls Gründe, die Tabletten nicht mehr zu nehmen. Allerdings werden depressiven Frauen oft gar keine Antidepressiva verschrieben, sondern Beruhigungsmittel, so genannte Benzodiazepine, die angstlösend und entspannend wirken und relativ rasch abhängig machen (siehe Seite 108).[161]

Abgesehen von Medikamenten ist zur Behandlung verschiedener psychischer Störungen jedenfalls Psychotherapie ratsam, als Stabilisierungsfaktor, „um zu erfahren, warum man überhaupt in die Situation geraten ist“, sagt Gutiérrez-Lobos. In mehreren Untersuchungen hat sich gezeigt, dass Psychotherapie bei weitem häufiger und auch früher von Frauen in Anspruch genommen wird. So ergab eine Statuserhebung der Psychotherapie in Oberösterreich, dass 78 Prozent der Klientinnen und Klienten Frauen sind.[162] Dabei suchen Frauen nicht nur wegen Depressionen die psychotherapeutische Unterstützung. Sie tun das beispielsweise auch bei unerfülltem Kinderwunsch. Die ungewollte Kinderlosigkeit gilt als eine schwere Krise, die psychische Probleme nach sich ziehen kann. Aufgrund des immer häufigeren Problems haben sich zahlreiche Behandlungsangebote entwickelt. Die Ursache für die Unfruchtbarkeit liegt neueren medizinischen Erkenntnissen zufolge etwa im gleichen Ausmaß bei Männern und bei Frauen. Doch es sind eben hauptsächlich die betroffenen Frauen, die deswegen Psychotherapie in Anspruch nehmen.

Dabei hat das Geschlecht durchaus auch einen Einfluss auf die Zufriedenheit mit den Ergebnissen der Psychotherapie, und zwar das Geschlecht beider Beteiligter. Männliche Therapeuten fühlen sich von den Leiden ihrer Klientinnen besonders angesprochen, sind mit dem Behandlungsergebnis jedoch seltener zufrieden, hat der Mediziner Eckard Schöck in seiner Studie mit 560 Patientinnen und Patienten einer psychosomatischen Fachklinik festgestellt.[163] Ihre Patientinnen bewerten das Ergebnis jedoch weniger kritisch als jene, die bei Therapeutinnen in Behandlung waren. Männer, die Hilfe bei Therapeuten suchen, neigen dazu, ihre Probleme zu bagatellisieren, und fühlen sich von Therapeutinnen weniger bedroht.

Selbstgewähltes Ende

Rund 15 Prozent der Menschen mit Depressionen begehen Selbstmord, eine unbehandelte Depression verdoppelt das Risiko einer Selbsttötung.[164] Neben Depressiven sind vor allem Menschen selbstmordgefährdet, die Schichtarbeit verrichten, sowie Ärztinnen und Ärzte.[165] Allerdings gibt es auch im selbstgewählten Ende einen Unterschied zwischen Männern und Frauen. Während Frauen in ihrer Verzweiflung eher zu Medikamenten greifen und dreimal häufiger als Männer versuchen, sich das Leben zu nehmen, wählen Männer eher gewaltvollere Methoden wie Erhängen oder Erschießen, und so endet ihr Suizidversuch auch dreimal häufiger tatsächlich tödlich als bei Frauen. Es wird auch angenommen, dass hinter so manchem tödlichen Verkehrsunfall – 75 Prozent der Verkehrstoten sind Männer[166] – ein Selbstmord steckt.

Daten aus anderen Ländern weisen auf einen starken Einfluss kultureller Gegebenheiten, des sozialen Status und des jeweiligen gesellschaftlichen Bildes von Männlichkeit hin. So ist beispielsweise in Peru, wo Suizide als Ausdruck der Schwäche gesehen und Frauen zugeordnet werden, die ihre Gefühle nicht kontrollieren können, der Suizid tatsächlich vor allem ein weibliches Problem.[167]

Frauen, Männer und der Alkohol

Werden Depressionen bei Frauen doppelt so häufig wie bei Männern diagnostiziert, geraten Männer dreimal so oft wie Frauen in die Abhängigkeit von Alkohol.[168] Zwar trinken ungefähr gleich viele Männer wie Frauen gelegentlich Alkohol, doch „Männer trinken mehr, früher, öffentlicher, häufiger und risikoreicher als Frauen und sterben deutlich häufiger an den Folgen ihres exzessiven Alkoholkonsums“, lautet der lapidare Befund im „Ersten Deutschen Männergesundheitsbericht“.[169] Auch wenn dieser „Gender Gap“ in der letzten Zeit geringer wird, ist der Alkoholkonsum der Männer insbesondere im mittleren Erwachsenenalter riskant; eine besonders gefährliche Form betreiben jedoch die 12- bis 25-Jährigen: Fast jeder Zweite aus dieser Altersgruppe trinkt sich mindestens einmal im Monat vorsätzlich einen Rausch an, „Binge-Drinking“ nennen die Fachleute das, „Komasaufen“ die Boulevardmedien. Das exorbitante Alkoholtrinken endet dann oft in Gewalttätigkeit, risikoreichem Sexualverhalten, halsbrecherischen Autofahrten oder anderen selbstmörderischen Aktionen. 90 Prozent der an alkoholbedingten Verkehrsunfällen beteiligten Autofahrer sind männlich.[170]

„Männer neigen gerade in diesem Alter zu selbstschädigendem Verhalten, da gehört der extreme Alkoholkonsum sozusagen dazu“, sagt die Psychiatrie-Professorin Gabriele Fischer, Leiterin der Drogenambulanz der Medizinischen Universität Wien.[171] Nicht selten steckt dahinter aber nicht nur das klassische Männlichkeitsbild, das suggeriert, dass ein Mann umso männlicher ist, je mehr Alkohol er vertragen kann. Alkohol ist das klassische gesellschaftliche Schmier- und Gleitmittel, mit dem auch mangelndes Selbstwertgefühl weggespült wird.

Als „doing gender with drugs“ bezeichnen Fachleute aus Psychiatrie und Psychologie eine Verhaltensweise, bei der durch den Konsum von Drogen die Zugehörigkeit zu einer gleichgeschlechtlichen Gruppe demonstriert wird. War der Bierhumpen noch bis vor kurzer Zeit das Markenzeichen männlicher Stammtischrunden, greifen vermehrt auch (junge) Frauen zu Alkohol, um zu zeigen, dass sie dazugehören

Wie Sucht entsteht

9,6 Prozent der Menschen, die Alkohol einmal probiert haben, entwickeln eine Abhängigkeit, heißt es in einem Bericht des Deutschen Bundesministeriums für Forschung und Bildung.[172] Bei Nikotin sind es 32,2 Prozent, bei Cannabis 4,8, bei Kokain 6,7 Prozent. Lange Zeit war von einer „Suchtpersönlichkeit" die Rede, doch die scheint es genauso wenig zu geben wie „die Krebspersönlichkeit". Auch bestimmte Gendefekte, die für die Entwicklung einer Sucht verantwortlich sind, werden immer wieder identifiziert. Sie sind zwar nicht allein ausschlaggebend, aber bei Kindern von suchtkranken Eltern ist das Risiko, selbst süchtig zu werden, deutlich erhöht.

In der Entstehung von Sucht spielen das Belohnungszentrum im Gehirn und Dopamin eine Schlüsselrolle. Suchtmittel setzen Dopamin frei, einen Nervenbotenstoff, der auch bei intensiven Glückserlebnissen ausgeschüttet wird. Und je rascher gewisse Substanzen oder Handlungen – bekanntlich kann auch Spielen süchtig machen – Dopamin freisetzen, desto höher ist das Suchtpotenzial. Um dasselbe Glücksgefühl wie zu Anfang zu verspüren, braucht es immer mehr von der Substanz oder Handlung. Die Betroffenen können sich schließlich davon nicht mehr fernhalten, ihr ganzes Leben dreht sich nur mehr darum. „Allen Süchten gemeinsam ist das Bedürfnis des Süchtigen nach Befriedigung und seine verminderte Fähigkeit, die Sucht und sein Verhalten zu kontrollieren", erklärt Psychiatrie-Professorin Gabriele Fischer. Auf be-

und den Männern gleichgestellt sind. Zudem werden die Werbebotschaften der Hersteller von Longdrinks oder Prosecco immer gezielter auf Frauen zugeschnitten. „Mädchen werden häufig durch gleichaltrige Burschen zum Alkoholtrin-

stimmte stimulierende Wirkstoffe wie Kokain oder Amphetamine sprechen Frauen stärker an als Männer. Das mag mit ein Grund sein, warum sich bei Frauen ein Suchtverhalten auf diese Substanzen schneller entwickelt. Auch der Zeitpunkt des Erstkonsums scheint für das Entstehen einer Sucht von Bedeutung zu sein. Je früher im Leben er stattfindet, desto höher ist das Risiko für eine Abhängigkeit. Das gilt für Alkohol ebenso wie für Nikotin und illegale Drogen.

Obwohl schon länger bekannt ist, dass der Dopaminhaushalt bei Frauen anders geregelt ist als bei Männern, wurden die meisten Studien zu Suchtkrankheiten bis vor Kurzem noch fast ausschließlich mit Männern durchgeführt. Erst im Jahr 2004 konnte ein Psychiatrie-Team der US-amerikanischen Emory University in Atlanta anhand der aufgezeichneten Gehirnaktivität zeigen, dass bei kokainabhängigen Männern die Amygdala aktiviert wurde, wenn sie Bilder sahen, die sie an Kokain erinnerten, bei kokainabhängigen Frauen jedoch nicht. Zwar ist der Effekt in beiden Fällen der gleiche: Die Süchtigen bekommen Lust auf die Droge – „craving“ heißt dieser Zustand in der Wissenschaftssprache –, doch offensichtlich entsteht diese Lust im männlichen und weiblichen Gehirn unterschiedlich.[173]

Gezeigt hat sich überdies, dass bei Frauen eine Depression das Risiko für eine Sucht erhöht; bei Männern sind Verhaltensauffälligkeiten in der Kindheit, beispielsweise das Aufmerksamkeits- und Hyperaktivitätssyndrom (ADHS) ein Risikofaktor.

ken gebracht“, sagt Gabriele Fischer. Doch auch wenn immer mehr Mädchen und Frauen in Gesellschaft Alkohol trinken, sind betrunkene Frauen in der Öffentlichkeit nach wie vor ein Tabu. Mit ein Grund, warum Frauen oft heimlich und allein zur Flasche greifen. Sie tun das, um Druck abzubauen oder Ängste, um finanziellen Problemen oder solchen in der Partnerschaft auszuweichen. „Das geht bei Frauen häufig diesen Weg, in jeder Phase des Lebenszyklus", sagt Fischer. „Sie kommen von der Arbeit nach Hause und genehmigen sich erst mal ein Glas. Fast typischer ist noch die Zigarette. Die Mutter kommt nach Hause, ist abgehetzt und sagt zu den Kindern: ‚Bitte nur diese Zigarette lang'." Damit schaffen sich die Frauen Freiraum für sich selbst und „behandeln eine schlechte Stimmung oder eine Erschöpfung. Weil sie wissen, es geht danach weiter".

Frauen scheinen Alkohol weniger gut zu vertragen als Männer. Das ist laut Alfred Uhl, Leiter der Suchtpräventionsforschung und -dokumentation des Anton Proksch Instituts in Wien, großteils ein Mengenproblem. Männer sind rund 22 Prozent schwerer als Frauen und ihr Körperwasseranteil ist um 14 bis 27 Prozent höher als jener von Frauen. Daraus ergibt sich, dass das Körperwassergewicht des Durchschnittsmannes um rund 50 Prozent höher ist als jenes der Durchschnittsfrau.[174] Trinkt eine Durchschnittsfrau identische Alkoholmengen (z.B. 3/4 Liter Wein) wie ein Durchschnittmann, so wird ihr Alkoholspiegel um 50 Prozent höher sein und sie braucht auch entsprechend länger, um den Alkohol wieder abzubauen. Zudem produziert der weibliche Körper weniger von einem bestimmten Enzym („Alkoholdehydrogenase"), das den Abbau von Alkohol einleitet. Das hat gravierende Folgen: Frauen sind stärker und im Vergleich zu Männern, die ebensoviel trinken, früher von Folgeerkrankungen wie Fettleber, Bluthochdruck und Magengeschwüren betroffen.[175] Und obwohl Frauen meist etwas älter sind, wenn sie in einem problematischen Ausmaß zu trinken anfangen, scheinen sie schneller als Männer in eine Abhängigkeit zu geraten, ein Phänomen, das in der Suchtforschung „Teleskoping" genannt wird und das auch für andere Suchterkrankungen gilt.

Die Zigarette als Haltestock

Während sich bei Männern langsam herumzusprechen scheint, dass Rauchen die Gesundheit gefährden kann, rauchen Frauen, vor allem österreichische, mehr als je zuvor. Am meisten tun das die 20- bis 24-Jährigen, wo ungefähr jede Dritte täglich zur Zigarette greift. Als alarmierend sehen Medizinerinnen und Mediziner jedoch die Tatsache an, dass unter den 14- bis 19-Jährigen bereits 64 Prozent der Mädchen angeben, gelegentlich zu rauchen (von den gleichaltrigen Burschen sind es 55 Prozent).[176] Die Folgen zeichnen sich unter anderem in der Statistik der Krebsfälle ab: Lungenkrebs wird bei Frauen in den letzten Jahren wesentlich häufiger diagnostiziert. Aber auch die Fälle von chronisch-obstruktiven Lungenkrankheiten oder Herz-Kreislauf-Erkrankungen, die ebenfalls mit dem Rauchen zusammenhängen, nehmen in der weiblichen Bevölkerung zu. Außerdem senkt das Rauchen den Östrogenspiegel und kann zu einem frühzeitigen Beginn der Wechseljahre führen.[177]

Schon länger wird in Fachkreisen darüber diskutiert, dass das Tabakrauchen Frauen kränker macht als Männer. Vor allem bei über 35-Jährigen, die noch dazu die Pille nehmen, ist das Rauchen gefährlich.[178] So zeigte unter anderem schon eine Untersuchung Ende der 1990er Jahre, dass von den Frauen, die angaben, 15 bis 24 Zigaretten täglich zu rauchen, drei Prozent einen Herzinfarkt erlitten; von den Männern mit dem gleichen Zigarettenpensum waren es 1,7 Prozent.[179] Zudem ereignet sich die Herzattacke bei Raucherinnen in einem früheren Alter als bei Männern.[180] Die größte bisher in diesem Zusammenhang durchgeführte Studie, die im August 2011 im angesehenen Medizinjournal „The Lancet" veröffentlicht wurde, bestätigt die Gefahr. Das Wissenschaftsteam hatte die Daten aus 86 Studien mit Angaben zu rund vier Millionen Menschen und 67.000 Fällen von koronarer Herzkrankheit gesammelt und ausgewertet. Das Resultat: Raucherinnen haben im Vergleich zu rauchenden Männern ein um 25 Prozent höheres Risiko, eine Erkrankung der Herzkranzgefäße zu entwickeln, eine der Hauptursachen für einen Herzinfarkt (siehe auch „Auf Herz und Nieren", Seite 129ff.). Zwar konnte nicht ermittelt werden, ob die Ursachen dafür biologischer Natur oder im Rauchverhalten der Frauen zu suchen sind, doch Rachel Huxley, Epidemiologin an der Universität von Minnesota und Co-Autorin der Studie, kann sich vorstellen, dass Frauen, „mehr krebsverursachende oder andere schädliche Stoffe inhalieren, weil sie die Zigaretten ganz bis zum Ende rauchen". Jedenfalls empfiehlt sie, Rauchstopp-Kampagnen frauenspezifischer zu gestalten.[181]

Denn aufzuhören ist gar nicht so einfach. Nur jede fünfte Raucherin schafft den Ausstieg, bei Männern ist es immerhin jeder zweite. Vor allem emotionaler Stress lässt Frauen rückfällig werden. Auch treten bei Frauen nach einem Nikotinentzug häufiger trübe Gedanken und negative Gefühle auf, „die das Risiko eines Rückfalls erhöhen und die Zuversicht auf ein rauchfreies Leben reduzieren", sagt die Leiterin des Frauengesundheitszentrums Wels, die Soziologin Martha Scholz.[182] „Wenn keine ordentliche Verhaltensanalyse erfolgt – wann und in welcher Situation geraucht wird –, dann funktioniert das mit dem Abgewöhnen nicht", weiß Suchtexpertin Fischer aus der Erfahrung mit ihren Patientinnen. „Bei Frauen ist die soziale Abhängigkeit viel größer, und zwar nicht von der Substanz, sondern von der Zigarette. Sie halten sich daran fest, wenn sie irgendwo sitzen oder stehen." Zudem fürchten sie sich davor, Gewicht zuzulegen, wenn sie nicht mehr rauchen. All das müsse bei einer Entwöhnung berücksichtigt werden.

Etwas höher ist die Erfolgsrate beim Rauchenabgewöhnen, wenn Frauen ein Kind erwarten. Immerhin gelingt es dann jeder Dritten, die Zigaretten ein- für allemal sein zu lassen, weitere 30 Prozent stellen während der Schwangerschaft das Rauchen ein, fangen danach aber wieder an. Und die restlichen 30 Prozent rauchen ohne Unterbrechung oder auch nur Reduktion des Zigarettenkonsums weiter. Ein besonders gefährliches Unterfangen. Laut Deutschem Krebsforschungszentrum gehören zu den Risiken, denen die Frauen sich und ihre Ungeborenen damit aussetzen, Fehlgeburten, Früh- bzw. Totgeburten sowie vorzeitige Ablösung der Plazenta. Die Neugeborenen von Raucherinnen sind zumeist leichter als Babys nichtrauchender Mütter, wachsen langsamer und ihr Risiko, an plötzlichem Kindstod zu versterben, ist erhöht.[183]

Der schwierige Weg heraus

Die am intensivsten erforschten Suchtkrankheiten sind bisher zweifellos die Alkohol- und die Nikotinabhängigkeit. Das gilt nicht nur für die Risikofaktoren, Entstehungsmechanismen und Folgeschäden, sondern auch für die Behandlung. Etliches davon ist auf andere Suchterkrankungen übertrag-

Mother's little helper

Tatsache ist, dass Frauen relativ oft und bei weitem häufiger als Männern Schlaf- und Beruhigungsmittel der Gruppe der Benzodiazepine verschrieben werden (siehe „Der Kämpfer und die Kümmerin, Seite 62ff.), zuweilen ganz einfach deshalb, weil Depressionen unerkannt bleiben oder falsch behandelt werden. Dass Frauen, vor allem ältere, zur Bewältigung des Alltags zu Tabletten greifen – und sie auch allzu leichtfertig verschrieben bekommen –, ist kein neues Phänomen. Im Jahr 1966 besang Mick Jagger „Mother's little helper", die kleine gelbe Pille, die Mama nimmt, obwohl sie nicht krank ist, aber weil es „so eine Pein ist, alt zu werden" und die „Männer einfach nicht akzeptieren, dass man müde wird": „Doctor please, some more of these ..."

Doch in all den Jahren hat sich nichts geändert. Fast ein halbes Jahrhundert später sagt die Suchtexpertin Gabriele Fischer: „Besonders bei Langzeitverordnungen wird das hohe Abhängigkeitspotenzial dieser Substanzen häufig nicht berücksichtigt." Eine der Folgen davon: Medikamentenmissbrauch und -abhängigkeit

bar. So leiden die meisten Suchtkranken gleichzeitig an einer anderen psychischen Störung: Männer häufiger an Aufmerksamkeitsstörungen, Frauen öfter an Angststörungen und posttraumatischen Belastungsstörungen.[184]

Frauen werden im Vergleich zu Männern schneller von einem Suchtmittel abhängig. Mit problematischem Glücksspiel beispielsweise fangen Frauen durchschnittlich in einem höheren Alter an, verspielen aber schon nach eineinhalb Jahren die gleich hohen Geldsummen wie Männer nach fünf Jahren. Hilfe suchen Frauen allerdings im Allgemeinen erst später als Männer. Das mag damit zusammenhängen, dass

betrifft doppelt so viele Frauen wie Männer. Die beruhigende Wirkung, die die Belastungen des Alltags, in der Familie, Partnerschaft oder im Beruf weniger drückend erscheinen lässt, schlägt mit der Zeit jedoch in eine Persönlichkeitsveränderung um, in eine Verflachung der Gefühle und schließlich erst recht in Ängste bis hin zu Selbstmordgedanken. Erkannt wird die Abhängigkeit von Medikamenten häufig erst in einem sehr späten Stadium der Erkrankung, manchmal erst, wenn Organschäden aufgetreten sind.

Abhängig können auch rezeptfreie Schmerzmittel machen. Spannungskopfschmerzen, Migräne oder Kreuzweh sind hauptsächlich Frauenprobleme (siehe Seite 84) und werden von den Betroffenen mit entsprechenden Mitteln behandelt, oft mit der fatalen Konsequenz einer Medikamentensucht. Denn wenn die Arzneimittel abgesetzt werden, treten nicht nur die ursprünglichen Schmerzen wieder auf, sondern dazu auch noch Entzugssymptome, die sich ebenfalls als Schmerzen äußern – und dann erst recht wieder mit Arzneimitteln bekämpft werden.

sie ihre Sucht eher geheim halten, was bei Frauen, die Kinder haben, hauptsächlich den Grund hat, „dass sie sich davor fürchten, dass ihre Erziehungskompetenz in Frage gestellt wird, wenn ihre Sucht bekannt wird“, sagt Gabriele Fischer. Auch sind es nicht selten die Reaktionen ihrer unmittelbaren Umgebung, die Frauen daran hindern, Hilfe zu suchen. Frauen erfahren „in einem stärkeren Ausmaß Widerstand gegen die Aufnahme einer Behandlung bei Familie und Freunden“, sagt der Psychologe Gallus Bischof von der Universität zu Lübeck, „insbesondere dadurch, dass das Abhängigkeitsproblem heruntergespielt wird.“ Bei Männern scheint das soziale

Netzwerk die Behandlungsaufnahme eher zu unterstützen. Anhand einiger Studien hat sich gezeigt, dass Frauen schlussendlich eher aufgrund gesundheitlicher und familiärer Probleme eine Behandlung beginnen, Männer eher deshalb, weil sie berufliche oder juristische Schwierigkeiten bekommen – etwa aufgrund von Alkohol am Steuer.[185]

Von einer Sucht loszukommen ist ein äußerst schwieriger Prozess und die Gefahr des Rückfalls ist groß. Bei Männern besteht sie, wenn sie entspannt sind, bei Feiern und Partys oder auch mit einer neuen Partnerin. Frauen hingegen sind in belastenden Situationen wie Stress und Frust gefährdet, wieder zum Suchtmittel zu greifen. Vor allem wichtig ist laut Fischer, dass bei der Entwöhnung auch flankierende Maßnahmen gesetzt werden, etwa: „Was sind die Probleme in der Familie, wie schauen die Finanzen aus?" Ist das nicht der Fall, sind die Chancen von Frauen, tatsächlich von der Sucht loszukommen, schlechter als die von Männern, denn „in der gesamten Medizin sind die Frauen die verlässlicheren Patienten. In der Sucht hingegen haben sie die schlechtere Prognose, sofern nicht die adäquaten Maßnahmen gesetzt werden", so Fischer.

Junk Food Junkie

Noch nie gab es in der westlichen Welt ein solches Überangebot an Nahrungsmitteln, die für jedermann erschwinglich sind. 170.000 Tonnen nicht verdorbene Lebensmittel werden in Österreich pro Jahr weggeworfen, in der 1,7-Millionen-Stadt Wien landet täglich so viel gutes Brot im Müll, wie in der 260.000-Einwohner-Stadt Graz jeden Tag gegessen wird.[187] Und noch nie war Essen so problematisch wie heute.

Anders verdrahtet

Inwieweit bestehende anatomische oder physiologische Unterschiede im Gehirn von Frauen und Männern ausschlaggebend für verschiedene Verhaltensmuster oder Grundlage für verschiedene Krankheiten sind, ist nach wie vor Gegenstand von Forschungen. Die einen verteidigen einen gewissen Determinismus, die anderen treten vehement dagegen ein (siehe auch „Von Autos und Puppen“, Seite 30ff.). Berühmt geworden sind die Tests des Psychologieprofessors Simon Baron-Cohen von der englischen Cambridge-Universität. Er zeigte Säuglingen Mobiles und Gesichter und stellte fest, dass kleine Jungen eher die Mobiles fixieren, Mädchen hingegen länger auf die Gesichter schauen. Aus diesen und zahlreichen anderen Versuchen leitete er die Theorie ab, dass das weibliche Gehirn anders verdrahtet ist als das männliche. Die Schlussfolgerung des Psychologen: Frauen sind im Durchschnitt empathischer, Männer systematischer.[186] Baron-Cohen geriet damit unversehens in die „Political-Correctness“-Debatte, allerdings wurde ihm nicht Sexismus gegenüber Frauen, sondern gegenüber Männern vorgeworfen. Denn in seinen Arbeiten zog er zudem noch den Schluss, dass Autismus eine extreme Form des männlichen Gehirns darstellt. Autismus ist eine Entwicklungsstörung, die sich durch Schwächen in der sozialen Interaktion und Kommunikation sowie durch stereotype Verhaltensweisen äußert.

Das hängt einerseits mit dem überreichlichen Angebot zusammen. Die Zahl der Übergewichtigen und Fettsüchtigen wächst, ebenso die Zahl derer, für die Essen zur Sucht geworden ist. Dabei streiten sich die Forschergeister, ob und ab welchem Ausmaß übermäßiges Essen und Gewichtszunahme tatsächlich als Sucht anzusehen sind, denn laut Internationaler statistischer Klassifikation der Krankheiten und verwandter Gesundheitsprobleme ICD10 werden Essstörungen den Verhaltensauffälligkeiten und nicht den Süchten zugeordnet. „Ich beschäftige mich seit 1972 mit Substanzmissbrauch und Abhängigkeit und bin immer noch verblüfft, welche Ähnlichkeiten zwischen übermäßigem Essen und Drogenmissbrauch bestehen", sagt der Psychiater Mark Gold von der University of Florida.[188] Er vertritt die These, dass krankhaftes Übergewicht das Symptom einer Sucht ist. Und die kommt für ihn nicht von ungefähr, schließlich: „Was ist der Unterschied zwischen jemandem, der die Kontrolle über Alkohol verloren hat und jemandem, der sich beim Essen nicht kontrollieren kann?" War Golds These vor zehn Jahren in der medizinischen Gemeinde noch milde belächelt oder als Hirngespinst abgetan worden, erhält der Psychiater aus Florida in letzter Zeit immer mehr Zuspruch.

In den Vereinigten Staaten sind Fett-„Sucht" bzw. starkes Übergewicht die zweihäufigste Ursache für frühzeitigen Tod und sie werden voraussichtlich das Rauchen als häufigste Ursache dafür innerhalb weniger Jahre überholt haben. Sämtliche Aufklärungskampagnen über gesünderes Essen sind als gescheitert zu betrachten, war die Quintessenz einer Serie von Artikeln, die das Medizinfachjournal „The Lancet" Ende August 2011 veröffentlichte.[189] Es braucht andere Präventionsmaßnahmen. Die These, dass übermäßiges Essen eine Sucht ist, klingt in diesem Zusammenhang immer plausibler – und schließlich wurde schon vor 40 Jahren der Song über den „Junk Food Junkie" ein Hit. Obwohl behandlungsbedürftige Fettleibigkeit („Adipositas") am häufigsten bei männlichen Lehrlingen festgestellt wird, haben über alle Altersgruppen gerechnet die Frauen in der Anzahl der krankhaft Übergewichtigen mit einem Body Mass Index von mehr als 30 die Männer bereits überholt (siehe „Der Kämpfer und die Kümmerin“, Seite 69). Die gesundheitlichen Risiken sind vielfältig. Nicht nur das Skelett leidet unter der sprichwörtlichen Belastung, Herz und Kreislauf werden überbeansprucht, Typ-2-Diabetes-mellitus ist eine häufige Konsequenz, die wiederum andere Folgen nach sich zieht. Und die scheinen bei Frauen dramatischer zu sein als bei Männern (siehe „Auf Herz und Nieren“, Seite 129ff.).

Heißhungeranfälle, im Zuge derer binnen weniger Minuten – oft im Stehen – so viel gegessen wird, wie andere Menschen an einem ganzen Tag zu sich nehmen, sind bei Fettleibigen keine Seltenheit. „Binge Eating“ nennt die Medizin dieses Phänomen. „Frauen neigen dazu, die Kontrolle über das Essen daheim und bei Langeweile zu verlieren, Männer vor allem in Stresssituationen oder unter Einwirkung von Alkohol“, weiß die Psychiaterin und Suchtexpertin Gabriele Fischer. Doch das hinuntergeschlungene Essen, das bei vielen ein emotionales Loch stopfen soll, oder mit dessen Hilfe die Betroffenen mit ihren Ängsten, ihrer Trauer, Wut oder Einsamkeit fertig werden wollen, bewirkt genau das Gegenteil: „Nach dem Essen treten Ekel, Depression oder starke Schuldgefühle auf“, sagt die Kommunikationswissenschaftlerin Claudia Maria Traint.[190] Überhaupt leiden Binge Eater zu einem hohen Prozentsatz an anderen psychiatrischen Störungen wie Angst oder Depressionen.

„Nichts schmeckt so gut, wie sich Dünnsein anfühlt“

Kein Zweifel besteht darüber, dass das umgekehrte Problem, das krankhafte Hungern, die Züge einer Sucht trägt. Es kommt nicht von ungefähr, dass das Krankheitsbild, das medizinisch „Anorexia nervosa“ genannt wird, im Volksmund „Magersucht“ heißt. Trotz bereits bestehenden Untergewichts haben die Betroffenen – mehr als 90 Prozent sind Mädchen und Frauen zwischen 15 und 30 Jahren – fortwährend Angst zuzunehmen, die Gedanken kreisen schließlich nur mehr um die eigene Figur. Sie essen kaum, nehmen dafür häufig Abführmittel, treiben Sport bis zum Umfallen, und das alles, weil sie sich ständig „zu fett“ fühlen.

Laut den von Beate Wimmer-Puchinger, der Leiterin des Wiener Programms für Frauengesundheit, durchgeführten Studien sind 90 Prozent der Mädchen mit ihren Körperproportionen unzufrieden – von den erwachsenen Frauen sind es 80 Prozent –, machen 84 Prozent der Mädchen und 80 Prozent der Frauen ihren Selbstwert vom Gewicht abhängig und haben mehr als die Hälfte der Mädchen schon einmal eine Diät gemacht, ohne tatsächlich übergewichtig zu sein.[191, 192] Schon Neunjährige plappern ihren Müttern nach, dass sie abnehmen müssen. Und bei jeder dritten 14- bis 18-Jährigen ist das Essverhalten so problematisch, dass sie geradewegs auf eine Essstörung zusteuert.

Kein Wunder: Das Bild, das Frauen, aber auch heranwachsende Mädchen, von sich haben wollen, ist geprägt vom Diktat des Dünnseins. Über die Laufstege der internationalen Modeschauen staksen junge Frauen, deren Beckenknochen, Ellbogen und Schultern beängstigend spitz aus den Designerkleidern ragen. Und die Frauenzeitschriften sind voll von

Tipps und Diätanweisungen zum Schlankwerden. „Nichts schmeckt so gut, wie sich Dünnsein anfühlt", fasste das Supermodel Kate Moss die Ernährungsregel Nummer 1 der Mädchen und Frauen zusammen. Wie sehr medial transportierte Schönheitsideale, die extreme Schlankheit zum Nonplusultra erheben, Menschen – vor allem weibliche – beeinflussen können, hat die so genannte Fidschi-Studie eindrucksvoll gezeigt. Auf der Inselgruppe im Südwestpazifik gibt es Fernsehen erst seit 1995. Innerhalb von drei Jahren, so das Resultat einer Untersuchung der Harvard-Universität, entwickelten zwölf Prozent der heranwachsenden Mädchen Symptome von Bulimie, der so genannten Ess-Brech-Sucht – einer bis dahin auf der Insel völlig unbekannten Erkrankung.[193]

Magersüchtige sind meist außergewöhnlich gut in der Schule, malen die schönsten Bilder, basteln die hübschesten Dinge, schreiben die besten Gedichte, hat der Grazer Kinderarzt und Psychiater Peter Scheer festgestellt.[194] Dieser Perfektionismus ist in der Angst begründet, die Kontrolle zu verlieren. Denn in vielen Fällen liegt dem problematischen Essverhalten sexueller Missbrauch in der Kindheit zugrunde, eine Situation der völligen Ohnmacht. Darin, dass es ihnen gelingt, ihren Hunger zu zügeln, sehen die Magersüchtigen ihre einzige Möglichkeit, Kontrolle auszuüben, aber auch, ihren Körper unattraktiv zu machen. Das Kasteien beim Essen hat nicht nur eine Gewichtsabnahme zur Folge. Magersüchtige sind ständig müde, können sich nur schwer konzentrieren, die Haare gehen ihnen aus und sie bekommen Zahn- und Zahnfleischprobleme. In 70 Prozent der Fälle geht die Magersucht mit Depressionen einher, was Fachleute nicht verwundert. Im dauernden Hungerzustand verfinstert sich das Gemüt, das haben viele Studien gezeigt. Bereits in den 1940er und 1950er Jahren ließen sich in den USA gesunde Rekruten zu Studienzwecken drei Wochen lang freiwillig auf Nulldiät setzen. Sie wurden reihenweise depressiv, horteten Essen und berichteten von Zwangsgedanken, ganz wie Anorektiker. Deshalb kann die Krankheit doppelt gefährlich werden: Das Selbstmordrisiko ist unter Magersüchtigen dramatisch erhöht.

Bis Ende der 1970er Jahre wurde die Bulimie zur Magersucht gezählt. Heute stellt sie ein eigenes Krankheitsbild dar, obwohl sie sich in den meisten Fällen aus dem krankhaften Magerwahn entwickelt. „Im Alter von 15 Jahren hatte ich meine erste Abmagerungskur streng durchgezogen", erinnert sich die Wiener Schauspielerin Dolores Schmidinger.[195] Sie war immer ein bisschen mollig gewesen, doch dann begann sie mit dem Kalorienzählen und dem Abnehmen. Aber eines Tages überkam sie die Gier nach einer Nusstorte, und danach das unbeherrschbar schlechte Gewissen. Dann hatte sie eine Idee: Sie ging aufs Klo, steckte sich den Mittelfinger in den Rachen und erbrach, die „Initiation in den Geheimbund der Bulimikerinnen".

Die Risikofaktoren für diese Essstörung sind ähnlich wie bei der Magersucht, es sind in der überwiegenden Mehrzahl Mädchen und junge Frauen davon betroffen und auch die möglichen Folgen sind nicht weniger gefährlich. Auch gilt in beiden Fällen: „Je länger die Erkrankung dauert, desto schlechter ist die Prognose", sagt Beate Wimmer-Puchinger, die sich eingehend mit der Problematik beschäftigt hat. Sie setzt sich dafür ein, dass „alle Berufsgruppen, die mit Mädchen und Frauen arbeiten, über Essstörungen Bescheid wissen, vor allem Ärztinnen und Ärzte". Familientherapeutische

Spindeldürre Überflieger

Abgesehen von Models gibt es eine Menschengruppe, die besonders gefährdet ist, Magersucht zu entwickeln: Sportler, und zwar auch Hobbysportler. Unter ihnen sind junge Männer und Burschen öfter betroffen als Mädchen und junge Frauen. Riskant sind vor allem Sportarten, in denen vermindertes Gewicht die sportliche Leistung und Ausdauer erhöht, wie Leichtathletik, Laufen, Tanzen, Turnen und Schispringen. Erst 2009 forderte der österreichische Skispringer-Trainer Toni Innauer, den für die Sportler vorgegebenen Mindest-Body-Mass-Index von 18,5 zu erhöhen, da nur wenige Weltklasse-Springer von Natur aus an diesen Wert herankommen. Für alle anderen bedeutet das, dass sie hungern müssen.[196]

Therapieansätze haben sich besonders bewährt, vor allem solche, die durch ein multidisziplinäres Team aus Ärzten, Psychologen, Therapeuten und Ernährungswissenschaftlern beiderlei Geschlechts bestehen. Die Betroffenen und ihre Angehörigen müssen sich allerdings mit Geduld wappnen: Die durchschnittliche Behandlungsdauer wird mit sechs Jahren angegeben.[197]

Alzheimer: Die Reise in den Sonnenuntergang

„Ich trete jetzt die Reise in den Sonnenuntergang meines Lebens an“, sagte Ronald Reagan, als er im Jahr 1994 seine Diagnose öffentlich machte: Der ehemalige amerikanische Präsident war an Alzheimer erkrankt. Die Alzheimer-Krankheit ist die häufigste Form der Geistesschwäche im Alter („Demenz“), rund sechs Prozent der 70- bis 79-Jährigen sind betroffen, 23,9 Prozent der 85- bis 89-Jährigen. 3,7 Prozent der gesamten Krankheitslast in Europa gehen auf das Konto von Alzheimer, rund 6,3 Millionen Menschen leiden europaweit derzeit daran.[198] Statistisch gesehen muss jeder dritte 65-Jährige damit rechnen, in seinem weiteren Leben Alzheimer zu entwickeln.[199] Die Erkrankungszahlen sind für Frauen höher als für Männer, was nicht nur daran liegt, dass Frauen älter werden. So ist bei den 85- bis 89-Jährigen die Rate der Neuerkrankungen pro Jahr mit 4,15 Prozent bei Frauen fast doppelt so hoch wie bei Männern, von denen 2,42 Prozent erkranken.[200]

Mehrere Faktoren sind an der Entstehung der Krankheit beteiligt, die nach und nach so viele Gehirnzellen dezimiert, dass die Betroffenen mit der Zeit nicht nur das Erinnerungsvermögen, sondern schließlich auch ihre Persönlichkeit verlieren: eine gewisse erbliche Belastung erhöht die Gefahr, dass bestimmte Eiweißstoffe im Gehirn zusammenklumpen, was unter anderem die Sauerstoffversorgung beeinträchtigt und zum Absterben von Gehirnzellen führt. Um bis zu 20 Prozent kann das Gehirn im Verlauf der Erkrankung schrumpfen, beginnend mit dem Hippocampus, jenem Bereich, in dem der Kurzzeitspeicher für die Erinnerung liegt. Bei den meisten Menschen nimmt die Gedächtnisleistung im Alter ab, die altersbedingte Vergesslichkeit ist deshalb von den ersten Anzeichen einer Alzheimer-Erkrankung oder einer anderen, meist durch Gefäßschäden verursachten Demenz kaum zu unterscheiden. Bei Obduktionen und mit Hilfe von bildgebenden Verfahren stellte sich heraus, dass die krankhaften Hirnveränderungen bei Frauen öfter zu den Symptomen einer Demenz führen als bei Männern.[201] Warum das so ist, kann noch niemand sagen.

Depressionen werden im Zusammenhang mit Alzheimer – und auch anderen Formen von Demenz – oft diagnostiziert. In der berühmten „Baltimore Longitudinal Study of Aging", der größten und längsten Studie zur Erforschung von Altersprozessen beim Menschen, die seit 1958 läuft, zeigte sich, dass vor allem Männer mit Anzeichen von Depressionen häufiger auch an Alzheimer erkranken. Allerdings konnte bis vor Kurzem nicht gesagt werden, ob die Depressionen einen Risikofaktor darstellen oder nur ein Vorzeichen sind.[202] Neuere Untersuchungen, die ebenfalls auf den Daten der Baltimorer Altersstudie basieren, lassen den Schluss zu, dass Depressionen die Wahrscheinlichkeit, an Alzheimer zu erkranken, nicht erhöhen, sondern vielmehr erst auftreten, wenn die Krankheit das Gehirn bereits angegriffen und der geistige Verfall eingesetzt hat.[203] Ist der geistige Verfall bereits fortgeschritten, leiden jedoch Frauen häufiger gleichzeitig an Depressionen, Männer hingegen neigen eher zu aggressivem Verhalten.[204]

Überhaupt äußert sich die neurologische Krankheit, die vor mehr als hundert Jahren erstmals beschrieben wurde, bei Frauen und Männern unterschiedlich. Frauen verlieren das Orientierungsvermögen, haben aber auch mehr Wortfindungsstörungen und überhaupt mehr Schwierigkeiten, sich verständlich zu machen als Männer. „Vor allem in den Bereichen Sprache und verbales Gedächtnis überraschen die Resultate wegen des bekannten Leistungsvorteils von gesunden älteren Frauen gerade auf diesem Gebiet", sagt der Grazer Neurologe Reinhold Schmidt.[205] Menschen, deren geistige Leistungsfähigkeit vermindert ist, nehmen auch häufig stark an Gewicht ab, ein Umstand, der sich ebenfalls vor allem bei Frauen zeigt.[206]

Größte Last

Ist die Krankheit erst im Anfangsstadium, können vielerlei Maßnahmen dem oder der Betroffenen helfen, im Alltag zurechtzukommen: Ergotherapie, die Fertigkeiten wie Anziehen und Waschen trainiert; Physiotherapie, die einen körperlichen Verfall verhindert; Gehirn-Jogging, das nicht nur von so genannten Memory-Kliniken angeboten wird. Fachleute sprechen in diesem Zusammenhang von einer multidisziplinären Behandlung.

Rund 80 Prozent der pflegebedürftigen Personen werden zu Hause von den Angehörigen betreut, in den meisten Fällen von Frauen. Sie tragen „im Rahmen dieses Krankheitsbildes nicht nur ein erhöhtes Risiko, selbst zu erkranken", sagt die Klinische Psychologin Stefanie Auer, die eine Alzheimerhilfe leitet, „sie tragen auch die größte Last der Begleitung und Pflege von Personen mit Demenz."[207] Deshalb wird, nicht zuletzt von Angehörigen-Selbsthilfegruppen, vermehrt auf Unterstützung durch öffentliche Stellen gepocht. Denn es gilt zu verhindern, dass pflegende Angehörige selbst zu Pflegefällen werden.

Bisher lässt sich die Krankheit weder verhindern noch stoppen. So genannte Cholinesterasehemmer können bei Menschen mit leichter bis mittelschwerer Alzheimer-Demenz den Abbau der geistigen Leistungsfähigkeit leicht verzögern. Dadurch ist es den Betroffenen auch länger möglich, den Alltag selbst zu bewältigen. Ob das Geschlecht die Wirkung beeinflusst, lässt sich bisher nicht sagen.[208] Bei Frauen kommt es öfter zu Nebenwirkungen wie verlangsamtem Herzschlag, was von Fachleuten aber nicht auf einen geschlechtsspezifischen Effekt, sondern einfach auf das geringere Körpergewicht zurückgeführt wird.[209] Die medikamentöse Therapie, die Alzheimer-Begleiterscheinungen wie Unruhe, Wahngedanken oder Sinnestäuschungen bekämpfen soll, ruft hingegen bei Frauen häufiger unerwünschte Wirkungen hervor: Sie nehmen stärker an Gewicht zu und das Risiko von Blutdruck- und Herzproblemen erhöht sich bei Frauen mehr als bei Männern.[210]

Schmerz: Der bellende Wachhund

Die gängige Stammtischweisheit lautet: „Die Welt wäre längst ausgestorben, müssten Männer die Kinder kriegen. Sie würden den Schmerz nicht ertragen." Die Wissenschaft sieht das freilich differenzierter.

Schmerz ist ein äußerst komplexes Geschehen und nach wie vor Gegenstand intensiver Forschungen auf der ganzen Welt. Zellen verschiedenster Gewebestrukturen sind an der Schmerzentstehung ebenso beteiligt wie bestimmte Andockstellen, die es überall im Körper gibt und die von Fachleuten „Nozizeptoren" genannt werden. Diese Rezeptoren nehmen die schmerzübertragenden Substanzen, die beispielsweise von der an der Herdplatte anstoßenden Fingerkuppe ausgesandt werden, auf und leiten sie in Form elektrischer Impulse über Schmerzbahnen zum Rückenmark weiter. Von dieser Relaisstation rasen die Impulse weiter zum Gehirn. Doch noch ehe sie dort einlangen, noch ehe ins Bewusstsein vorgedrungen ist, dass diese Herdplatte verdammt heiß ist, erfolgt schon ein Reflex: Die Hand zuckt zurück. Dieser Reflex geht ebenso unwillkürlich vom Rückenmark aus wie das Freisetzen körpereigener schmerzlindernder Substanzen.

Keine zwei Menschen empfinden Schmerz gleich, und niemand kann sagen, wie schlimm jemand anderer leidet. Auch hängt es von der Tageszeit ebenso ab wie von den äußeren Umständen, wie stark etwas schmerzt. So fühlt sich das Bauchweh am Nachmittag am wenigsten heftig an, in der Nacht am unerträglichsten. Und freilich gibt es auch beim Schmerz Unterschiede zwischen den Geschlechtern. Vor allem das männliche Schmerzempfinden ist in einschlägigen Experimenten stark geschlechtsabhängig – von dem des Versuchsleiters. Oder vielmehr der Versuchsleiterin. Männer schätzen sich meist als „echte Kerle" ein – Motto: Ein Indianer kennt keinen Schmerz, abgesehen vom Schnupfen, unter dem sie besonders arg leiden, aber das ist ein anderes Thema. „Die Schmerztoleranz steigt sofort, wenn das Experiment von einer attraktiven Frau geleitet wird", sagt die Wiener Psychiatrie-Professorin Gabriele Fischer.[211] Frauen hingegen „neigen dazu, über ihre Schmerzen zu jammern. Sie spüren Schmerz zwar kürzer, aber dafür stärker als Männer", hat Oras A. Alabas von der britischen Leeds Metropolitan University in ihren Untersuchungen herausgefunden.[212] Einen der Hauptgründe für diese Unterschiede sieht die britische Biologin in der „Auswirkung der Geschlechterrolle auf die Schmerzreaktion, die universellen Charakter hat". Allein die Geschlechterrolle dürfte es allerdings nicht sein, denn die Schmerzempfindung verändert sich beispielsweise auch mit dem Monatszyklus oder durch eine Schwangerschaft. In der ersten Zyklushälfte steigt mit dem Östrogenspiegel auch die Heftigkeit von Schmerzen. Auch haben Frauen, die sich wegen Wechseljahrbeschwerden einer Hormonersatztherapie unterziehen, eine niedrigere Schmerzschwelle als Frauen, die das nicht tun.[213] Geschlechtshormone scheinen also einen

Einfluss auf das komplexe Geschehen zu haben. Epidemiologische Studien zeigen, dass Migräne und Kopfschmerzen im Kindesalter bei Jungen häufiger auftreten als bei Mädchen. Während der Pubertät kehrt sich das um – bis nach den Wechseljahren leiden Frauen deutlich häufiger an Kopfweh als Männer. Der „bellende Wachhund der Gesundheit", wie Antike-Dichter Homer Schmerzen umschrieb, gibt offenbar bei Frauen anders und vor allem stärker Laut als bei Männern. Mit einer Ausnahme: Während der Geburt wird unter anderem das Hormon Oxytoxin ausgeschüttet. Es dämpft den Wehenschmerz, der ansonsten unerträglich wäre.

Doch noch etwas anderes ist am Unterschied in der Schmerzwahrnehmung von Männern und Frauen beteiligt. Untersuchungen mit bildgebenden Verfahren wie der Positronenemissionstomografie (Medizinerkürzel: PET) oder der funktionellen Magnetresonanztomografie (fMRT) haben gezeigt, dass gleiche Schmerzreize im Gehirn von Frauen und Männern unterschiedliche Areale aktivieren. Das weibliche Gehirn zeigt „stärkere Reaktionen im limbischen System, dem Sitz der Triebe, Emotionen und Gefühle", sagt Psychiaterin Gabriele Fischer.[214] Bei Männern aktiviert der Schmerz eher die Bereiche, die das Denken repräsentieren. Die frühere Theorie, wonach es im Gehirn so etwas wie ein Schmerzzentrum gibt, hat sich jedenfalls als falsch herausgestellt. Allerdings ist seit einiger Zeit bekannt, dass starke Schmerzimpulse, die nicht entsprechend behandelt werden und länger anhalten, sich in die Schmerzleitungen im Rückenmark und im Gehirn regelrecht eingravieren – es entsteht so etwas wie ein Schmerzgedächtnis, in dem die im wahrsten Sinn des Wortes schmerzhaften Erinnerungen schon bei unbedeutend scheinenden Assoziationen wieder abgerufen werden.

Schmerz ist nicht gleich Schmerz

Die Wissenschaft unterscheidet Schmerzen nicht nur danach, ob sie akut (plötzlich auftretend) oder chronisch (ständig vorhanden) sind, sondern auch danach, wodurch sie verursacht wurden bzw. wo sie lokalisiert sind.

- Oberflächenschmerzen werden durch Verletzungen ausgelöst,
- Tiefenschmerzen haben ihren Ursprung im Bewegungsapparat,
- Eingeweideschmerzen entstehen in den inneren Organen, beispielsweise bei einer Nierenkolik,
- Nervenschmerzen entstehen durch Schädigung der Nerven, sei es durch Verletzungen oder Keime,
- psychogene Schmerzen können keinem Organ zugeordnet werden und gelten als Reaktion auf psychische Belastungen.

Frauenschmerz und Männerschmerz

In regelmäßigen Abständen führt die Europäische Kommission eine Meinungsumfrage in sämtlichen Ländern der EU durch, um die soziale Lage, die Integration von Minderheiten oder auch den Gesundheitszustand der EU-Bürgerinnen und -Bürger zu erforschen. Laut diesem so genannten Eurobarometer gaben im Jahr 2007 27 Prozent der Männer und 37 Prozent der Frauen an, in der der Befragung vorangegangenen Woche Schmerzen gehabt zu haben, die ihr tägliches Leben erschwert hatten; 22 Prozent der Männer und 28 Prozent der Frauen berichteten von chronischen Schmerzen.[215] Laut anderen Befragungen – und nur so kann die Anzahl der Schmerzleidenden erhoben bzw. hochgerechnet werden –, die auf dem Europäischen Schmerzkongress im Herbst 2011 präsentiert wurden, ist ein Fünftel der Menschen in Europa schmerzgeplagt, jeder bzw. jede elfte sogar täglich. 19 Prozent der Betroffenen mit mäßigen oder starken chronischen Schmerzen haben ihre Arbeit verloren. 60 Prozent nahmen wegen ihrer Schmerzen in den letzten sechs Monaten zwei bis neun Mal medizinische Hilfe in Anspruch. Die häufigsten Schmerzformen wie Kopfweh oder Rückenschmerzen plagen Frauen öfter als Männer. Auch Knie- und Handarthrosen mit den entsprechenden Schmerzen oder das schmerzhafte Reizdarmsyndrom wird bei Frauen öfter diagnostiziert. Und Frauen berichten auch nach Operationen häufiger über Schmerzen als Männer.[216]

Trotzdem müssen „Frauen Schmerzen weitaus länger ertragen, bis sie einer adäquaten Therapie zugeführt werden", hat Gabriele Fischer festgestellt. Und obwohl Frauen in allen europäischen Ländern bei weitem mehr sowohl rezeptpflichtige als auch frei verkäufliche Schmerzmittel nehmen als Männer, gehen Ärztinnen und Ärzte davon aus, dass Frauen in der Schmerzbehandlung fehlversorgt sind, weil den Symptomen weniger genau auf den Grund gegangen wird.[217] So werden beispielsweise Männer, wenn sie mit den vermeintlich typischen Herzinfarktvorzeichen – Schmerzen im linken Arm und hinter dem Brustbein – in die Arztpraxis kommen, schneller einer gezielten Herzdiagnostik unterzogen als Frauen. Bei denen äußert sich ein Infarkt nicht nur anders – die Schmerzen sind eher im Bereich des Halses und des Unterkiefers, im Oberbauch oder Rücken lokalisiert –, die Zeichen werden vom medizinischen Personal auch weniger ernst genommen (siehe auch „Auf Herz und Nieren", Seite 129ff.). Und: Nach herzchirurgischen Eingriffen werden Frauen häufiger Beruhigungsmittel, Männern hingegen häufiger schmerzstillende Mittel verordnet. Auch in der Notfallaufnahme bekommen Frauen trotz gleicher Beschwerden weniger oft Schmerzmittel verabreicht als Männer.[218]

Dass das Geschlecht die Behandlung beeinflusst, haben auch Psychologinnen und Psychologen des New Yorker Union College festgestellt. Sie beobachteten, dass Ärztinnen Patientinnen mit Kreuzschmerzen höhere Dosen opioidhaltiger Medikamente verschrieben als kreuzwehgeplagten Männern, Ärzte jedoch genau umgekehrt handelten.[219] Zudem erlegten Ärzte ihren Patientinnen eher Bewegungseinschränkungen auf als männlichen Hilfesuchenden.[220] Eine Handlungsweise, die nicht nur die an der Studie Beteiligten zu der Frage veranlasste, wie in der täglichen Gesundheitsversorgung eigentlich Entscheidungen getroffen werden. Der Sozialmediziner Joseph Betancourt vom renommierten Massachusetts General Hospital in Boston meint, dass das medizinische Personal eben nicht immer nur bewusst entscheide: „Man muss stereotypes Handeln von Vorurteilen und Diskriminierung unterscheiden."[221] Ein Vorurteil ist ein bewusst gefälltes Urteil über Menschen, das zu einer unterschiedlichen Behandlung führen kann; Diskriminierung ist bewusste und vorsätzliche Ungleichbehandlung. Doch „trotz bester Vorsätze, alle Patientinnen und Patienten gleich und als Individuum zu behandeln, verfallen Ärztinnen und Ärzte in gewisse Stereotypen", sagt Betancourt, „reagieren aber, wenn sie mit den Tatsachen konfrontiert werden, mit einem: ‚Ich doch nicht!'" Werden solche stereotypen Handlungsweisen nicht erkannt und aufgezeigt, wirkt sich das aber äußerst ungünstig auf die Behandlung verschiedener Patientengruppen aus, so der Bostoner Mediziner.

Freilich kann auch die körpereigene Reaktion auf die Behandlung bei Männern und Frauen unterschiedlich sein. Was die medikamentöse Schmerztherapie anlangt, so ist bis dato bekannt, dass Männer höhere Dosierungen opioidhaltiger Schmerzmittel – die auch angstlösend und beruhigend wirken und bei starken Schmerzen, etwa bei Tumoren oder nach Operationen, eingesetzt werden – benötigen als Frauen. Allerdings wird erst seit Kurzem in Untersuchungen auf mögliche geschlechtsspezifische Unterschiede geachtet. So kann bei anderen Schmerzmedikamenten derzeit nicht mit Bestimmtheit behauptet werden, dass sie Männern und Frauen gleich gut helfen. Klar ist, dass etwa Paracetamol im weiblichen Körper länger wirksam bleibt.

Mit ziemlicher Sicherheit kann gesagt werden, dass Frauen, die unter chronischen Schmerzen leiden, oft gleichzeitig auch depressiv sind, und zwar öfter als Männer. Im Gehirn von depressiven Menschen sinkt die Konzentration der Nervenbotenstoffe Serotonin und Norepinephrin. Die sind allerdings auch für die Dämpfung von Schmerzsignalen zuständig, was so viel heißt wie: Wer depressiv ist, spürt Schmerzen heftiger. Mit ein Grund, warum gegen Schmerzen oft auch Antidepressiva eingesetzt werden.

Ob Frauen und Männer anders auf nichtmedikamentöse Schmerztherapien – in der Hauptsache gezielte Physiotherapie und Muskelaufbau – ansprechen, wurde bis dato kaum untersucht. Manche Studien deuten darauf hin, dass Frauen bei Rückenschmerzen eher von dynamischen Muskelübungen und Verhaltenstraining profitieren, Männer eher von klassischer Physiotherapie.[222]

„Es tut weh“

Frauen und Männer beschreiben ihre Schmerzen anders. Frauen „sagen, in welchem Zusammenhang sie sich beeinträchtigt fühlen, und weniger genau, welche Symptome sie spüren“, sagt der Wiener Sprachwissenschaftler Florian Menz, der jüngst eine aufwändige Studie über Kommunikation im Behandlungszimmer durchgeführt hat.[223] Männer hingegen geben laut Menz in der gleichen Situation Auskünfte, die auch im Fehlerspeicher einer Maschine anfallen könnten. Damit vermitteln sie eher den Eindruck, dass ihr Problem wirklich ernst genommen werden muss.

Das trifft allerdings hauptsächlich dann zu, wenn es sich um jene Schmerzen handelt, die im Zusammenhang mit einem bevorstehenden Herzinfarkt auftreten, der immer noch als Männerkrankheit gilt (siehe „Auf Herz und Nieren“, Seite 129ff.). Bei Migräneschmerzen sind es Frauen, die den Schmerz präziser beschreiben. „Frauen sind hier öfter betroffen“, sagt Menz. „Vielleicht fällt es ihnen deshalb leichter, sich als Expertinnen in eigener Sache zu geben.“ Beim typischen Frauenleiden Kopfschmerz geben nämlich Männer eher schwammige Auskünfte.

Auf Herz und Nieren

Anatomisch unterscheiden sich Frauenherzen und Männerherzen nur geringfügig voneinander. Auch der Blutkreislauf funktioniert im Prinzip gleich. Doch immer mehr bedeutsame Unterschiede werden entdeckt.

Der Film wurde mit dem Golden Globe und einem Oscar ausgezeichnet, Autor Isaak Bashevis Singer mit dem Nobelpreis. „Yentl“, die Geschichte eines jiddischen Mädchens, das sich zu Anfang des 20. Jahrhunderts als Mann verkleiden muss, um an einer Religionsschule studieren zu dürfen, war als Buch und als Film mit Barbra Streisand in der Titelrolle ein Kassenschlager.

So zu tun, als wäre man ein Mann, kann als Frau auch heute zuweilen noch vorteilhaft sein. Zum Beispiel, um in den Genuss von wirksamen Therapien zu kommen. Das „Yentl Syndrom“ nannte es Bernardine Healy, die erste weibliche Direktorin der US-amerikanischen National Institutes of Health, bereits 1991 in einem vielzitierten Editorial der Fachzeitschrift „The New England Journal of Medicine“[224]. Denn Anfang der 1990er Jahre zeigten erste Studien, dass ein Herzinfarkt – bis dahin landläufig „die Managerkrankheit“ genannt – nicht etwas war, das bloß Männer in gehobenen Positionen ereilte. Vielmehr waren Krankheiten der Herzkranzgefäße bis dahin nur an Männern erforscht und bei Frauen meist schlicht nicht erkannt worden, weil sie sich bei

Wenn die Pumpe schwach wird und der Kreislauf stockt

Unter den Begriff Herz-Kreislauf-Erkrankungen fallen laut Weltgesundheitsorganisation WHO Bluthochdruck genauso wie Krankheiten des Lungenkreislaufs, Krampfadern ebenso wie Herzklappenfehler, Schlaganfall, Herzinfarkt sowie verschiedene andere Krankheitsbilder. Auch wenn die Sterblichkeit an Herz-Kreislauf-Erkrankungen in den letzten zehn Jahren um ein Drittel zurückgegangen ist, so stellen sie in der westlichen Welt doch immer noch die Todesursache Nummer 1 dar. 36 Prozent der Männer sterben EU-weit an einer solchen Erkrankung und 44 Prozent der Frauen, neunmal mehr als an Brustkrebs.[225, 226] Zwar heißt es von manchen Stellen immer noch, dass vor allem Männer an Erkrankungen des Kreislaufs und des Herzens sterben. Doch dabei handelt es sich um eine statistische Verzerrung: Diese Aussage stimmt nämlich nur bis zu einem Alter von 75 Jahren.[227] Allerdings steigt auch die Rate der Herztodesfälle bei Frauen unter 55 an.[228]

Am Anfang der meisten Herz-Kreislauf-Probleme steht eine Veränderung der Blutgefäße, die Arteriosklerose. Diese „Verkalkung“

ihnen oft anders äußern. „Das Problem ist“, schrieb Bernardine Healy, „sowohl Laien auch medizinisches Fachpersonal davon zu überzeugen, dass koronare Herzerkrankungen auch eine Frauenkrankheit sind und nicht eine verkleidete Männerkrankheit.“ Gut 20 Jahre später hat sich das Wissen um die geschlechtsspezifischen Unterschiede in der Entstehung und im Verlauf von Krankheiten des Herzens und des Blutkreislaufs zwar vervielfacht. Trotzdem stellen „Herz-Kreislauf-Erkrankungen das ernsthafteste und zugleich am meisten vernachlässigte Gesundheitsproblem von Frauen dar“,

der Gefäße, wie der Volksmund sagt, ist ein langsamer, unbemerkt ablaufender Prozess, bei dem zuerst die innere Wandschicht geschädigt wird und sich entzündet. In der Folge lagert sich dort mehr und mehr Fett ein, das sich mit Kalzium zu einer zähen Masse verbindet, einer Plaque. Diese Plaques lassen die Blutgefäßwände weniger elastisch und nach innen zu immer dicker werden – Durchblutungsstörungen sind die Folge. Die größte Gefahr dabei: wenn eine Plaque einreißt und sich ein Blutgerinnsel bildet, das den Blutstrom blockiert.

Ist die Durchblutung und damit die Sauerstoffversorgung des Herzens beeinträchtigt, spüren die Betroffenen zu Anfang immer wieder Herzschmerzen. Außerdem kann es zu Herzrhythmusstörungen kommen, einer zunehmenden Herzschwäche („Herzinsuffizienz") und schließlich vervielfacht sich das Risiko für einen Herzinfarkt, bei dem Teile des Herzmuskels aufgrund einer plötzlichen Minderdurchblutung absterben. Bei einem Schlaganfall ist die Blutversorgung im Gehirn ganz oder teilweise unterbrochen. Lähmungen der Gliedmaßen und Beeinträchtigung der Gehirnfunktionen können die Folge sein.

sagt die schwedische Kardiologin Karin Schenck-Gustafsson, Leiterin des Zentrums für Gender-Medizin am Stockholmer Karolinska-Institut. Bei entsprechender Vorsorge könnten „sechs von zehn Todesfällen, die darauf zurückzuführen sind, verhindert werden".[229] Doch das scheint gar nicht so einfach. Sowohl in der Diagnose als auch in der Versorgung besteht Chancenungleichheit, und auch in Studien sind Frauen heute nach wie vor unterrepräsentiert.[230]

Männliches Lehrbuchherz

Im Grunde sind Männer- und Frauenherzen gleich aufgebaut. Sie bestehen aus zwei Vorhöfen und zwei Kammern und funktionieren auch nach demselben Prinzip: Ein durch die Tätigkeit der Herzmuskulatur aufrecht erhaltener komplizierter Saug-Druck-Vorgang pumpt das Blut durch den Körper. Allerdings hat sich gezeigt, dass männliche Herzen unter dem Einfluss der Sexualhormone größer werden als die weiblichen und dass bei Transplantationen Frauen, denen ein männliches Herz verpflanzt wurde, häufiger an später Abstoßung sterben, während es bei Männern mit weiblichen Herzen häufiger zu tödlichen Infektionen kommt.[231, 232] Zwar wird in den Lehrbüchern immer noch das männliche Hohlorgan als die Norm dargestellt, die Medizin entdeckt in den letzten Jahren aber immer mehr Eigenheiten von Frauen- und Männerherzen.

So hat das Team um die Kardiologin Daniela Föll von der Universität Freiburg erst 2010 mithilfe der Schnittbilder der Kernspintomografie herausgefunden, dass das Bewegungsmuster von Frauen- und Männerherzen ab einem gewissen Alter anders ist. Das weibliche Pumporgan zieht sich dann in Längsrichtung wesentlich weniger zusammen als das männliche. Und auch die gegenläufigen Saugbewegungen werden bei Frauen, deutlicher als bei Männern, im Lauf des Lebens schwächer, während bei Männern die Pumpfunktion an Kraft verliert.[233] Auch ein anderer Unterschied hat den Forscherinnen und Forschern neue Erkenntnisse gebracht: Werden Frauen mit Verdacht auf eine Schädigung der Herzkranzgefäße untersucht, so sind die großen Blutbahnen häufig nicht so stark verengt wie bei Männern. Vielmehr sind es minimale Veränderungen und Störungen der kleineren Gefäße, die bei Frauen „wohl ebenso wie ein verengtes größeres Gefäß zu Herzinfarkten führen können", sagt die Herzspezialistin Vera Regitz-Zagrosek, Leiterin des Instituts für Geschlechterforschung in der Medizin an der Berliner Charité.[234]

Risiko, männlich und weiblich

Überhaupt scheinen die Risikofaktoren bei Männern und Frauen anders gewichtet zu sein und sich auch anders auszuwirken (siehe auch Kasten Seite 136). Klassischerweise gelten Bluthochdruck und erhöhte Blutfettwerte, Rauchen (siehe Seite 105ff.), Diabetes, ungesunde Ernährung und damit verbundenes Übergewicht (vor allem, wenn sich das Fett um den Bauch ansetzt), Bewegungsmangel sowie Stress und Alkohol als Risikofaktoren für Arteriosklerose und damit für Herz-Kreislauf-Erkrankungen.[235] Auch eine gewisse ererbte Vorbelastung spielt eine Rolle. Eine Genmutation, die die Erkrankungsgefahr erhöht, konnte allerdings bisher nur bei Menschen in Indien, Pakistan, Sri Lanka, Indonesien und Malaysia in Südostasien nachgewiesen werden.[236] Auch Stress kann ein Herzinfarktrisiko darstellen: Drei Jahre, nachdem New Orleans in der Flutwelle des Hurrikan Katrina versunken war, war die Herzinfarktrate in der Stadt des Blues immer noch dreimal so hoch wie vor der Katastrophe.[237]

Da der Hauptrisikofaktor, die Arterienverkalkung, ein langsamer Prozess ist, steigt auch die Gefahr, dass Herz und Gefäße nachhaltig Schaden nehmen, mit dem Lebensalter. Aber bei Männern machen sich die ersten Folgen bereits mit 45 Jahren bemerkbar, bei Frauen erst gut zehn Jahre später. Bis zum 65. Lebensjahr sterben fast dreimal so viele Männer wie Frauen an einer Erkrankung der Blutgefäße, erst ab 75 sind es mehr Frauen.[238] Das legt den Schluss nahe, dass Frauen aufgrund des weiblichen Hormons Östrogen wenigstens bis zu den Wechseljahren vor Herz-Kreislauf-Erkrankungen geschützt sind. Tatsächlich scheinen Östrogene wie eine Art Weitmacher für die Gefäße zu wirken, und in den Wechseljahren ändert sich auch der Fettstoffwechsel und damit der Anteil der Fette im Blut.[239] Im Umkehrschluss wurde Frauen jahrzehntelang zur so genannten Hormonersatztherapie geraten, die nicht nur die Begleiterscheinungen des Wechsels wie Hitzewallungen vermindern, sondern auch das Schlaganfall- und Herzinfarktrisiko reduzieren sollte. Das hat sich als fataler Irrtum herausgestellt. Bereits in den 1990er Jahren waren erste kritische Berichte zur Hormongabe aufgekommen[240, 241], im Mai 2002 wurde – was selten geschieht – in den USA eine Studie mit 16.000 Frauen im Alter zwischen 50 und 79 Jahren über den Nutzen einer Therapie mit Östrogen und Gestagen abgebrochen. Denn bei den Frauen, die in dieser Untersuchung im Rahmen der Women's Health Initiative Hormone erhalten hatten, war es nicht nur zu eklatant mehr Brustkrebserkrankungen, sondern auch zu 41 Prozent mehr Schlaganfällen, 29 Prozent mehr Herzinfarkten und doppelt so vielen Blutgerinnseln gekommen wie in der Gruppe jener Frauen, die ein Scheinmedikament geschluckt hatten.[242]

Ganz so sicher, dass die letzte Menstruation („Menopause") eine Art Wendepunkt in der weiblichen Herz-Kreislauf-Gesundheit darstellt, ist sich die Wissenschaft ist sowieso nicht.[243] Im Herbst 2011 wies der Bericht einer Forschungsgruppe aus den USA, England und Wales darauf hin, dass die Zahl der tödlichen Herzinfarkte bei Frauen nicht plötzlich in den Wechseljahren ansteigt, sondern vielmehr kontinuierlich mit dem fortschreitenden Alter. Bei Männern hingegen wird die Kurve der Infarkttodrate ab dem 45. Lebensjahr flacher.[244] Die Gründe dafür sind spekulativ. Zwar beginnt der Spiegel des männlichen Hormons Testosteron schon ab dem 30. Lebensjahr zu sinken, und etliche Fachleute sprechen in diesem Zusammenhang von „Wechseljahren des Mannes", die mit allerlei Gebresten einhergehen. Doch dass es das Testosteron im Blut ist, das die Gefäße vor Schädigung schützt, konnte bisher nicht eindeutig nachgewiesen werden.[245, 246] Die Forschungsgruppe um den Internisten Dhananjay Vaidya von der Johns Hopkins University School of Medicine in Baltimore sieht den Grund für die Gefäßschädigung vielmehr in der bei Frauen und Männern zu unterschiedlichen Zeitpunkten nachlassenden Reparaturfähigkeit der Zellen.

Wie dem auch sei: Wichtig ist für Vaidya wie für andere Ärztinnen und Ärzte, dass „die Bemühungen, die weibliche Herzgesundheit zu verbessern, nicht erst nach der Menopause einsetzen". Denn laut einer aktuellen Erhebung aus den Vereinigten Staaten ist das Risiko für Frauen, ein Herzversagen zu erleiden, doppelt so hoch wie für Männer, und auch das Risiko für Frauen unter 55, an einem Herzinfarkt zu versterben, wächst.[247] Und immer noch ist auch den Frauen selbst ihr Risiko nicht bewusst. So gaben in einer Umfrage der American Heart Association 53 Prozent der Frauen an, bei plötzlicher Herzenge in der Brust nicht notärztliche Hilfe zu rufen, sondern zu warten, ob die Schmerzen nicht von selbst wieder vergehen.[248] Männer, die eine Herzattacke erleiden, sind jedenfalls besser dran, wenn sie verheiratet sind. Sie sterben seltener daran als Singles. Das mag daran liegen, dass ihre Frauen sich darum kümmern, dass sie unverzüglich medizinische Hilfe bekommen. Verheiratete Frauen profitieren von einem solchen Vorteil nicht.[249]

Hoher Druck, Blutfette und Zucker

Alles, was den Gefäßen schadet, schadet auch dem Herzen. Neben Rauchen, Übergewicht und Bewegungsmangel ist das beispielsweise Bluthochdruck. Als optimal gilt ein Blutdruck von 120/80 mmHg, ab 140/90 ist er zu hoch, das ist bei rund 37 Prozent der Frauen und 35 Prozent der Männer der Fall, bei Männern bereits in einem früheren Alter.[250] Oft spüren die Betroffenen gar nichts davon oder nur ab und zu Herzklopfen, Schweißausbrüche oder Schwindel.

Auf die Behandlung mit blutdrucksenkenden Arzneimitteln sprechen Männer und Frauen gleich gut an. Aber Frauen bekommen sie nicht nur seltener verschrieben (siehe Seite 140); in einer Studie der Medizinischen Universität Wien hat sich auch gezeigt, dass es für ältere Frauen mit Diabetes schwieriger ist, die Normwerte zu erreichen.[251, 252] Gerade das wäre aber besonders wichtig, da Frauen bei dieser Stoffwechselerkrankung einen deutlich höheren Risikoanstieg als Männer aufweisen. Die Sterblichkeit von Frauen mit Diabetes übersteigt die der Männer. Nach Herzinfarkten sterben sie doppelt so häufig wie Frauen ohne Diabetes, bei männlichen Diabetikern dagegen ist die Sterblichkeit „nur" um 50 Prozent höher als bei Männern ohne Diabetes.[253]

Erhöhte Werte des gefäßschädigenden LDL-Cholesterins gelten bei Frauen und Männern gleichermaßen als riskant. Sie sind bei jüngeren Frauen niedriger als bei gleichaltrigen Männern, steigen nach der Menopause jedoch auf einen höheren Wert. Allerdings profitieren Frauen gleichzeitig durch einen günstigeren Wert des gefäßschützenden HDL-Cholesterins, das für sie einen ganz besonders wichtigen Schutzfaktor darstellt. Zudem sind hohe „Triglyceride nur bei Frauen ein zusätzlicher, unabhängiger Risikofaktor für Herzgefäßerkrankungen“, betont der Kardiologe und Ernährungsmediziner Sahba Enayati.[254]

Aber was die Behandlung von Fettstoffwechselstörungen anlangt, verhält es sich wie beim Bluthochdruck: Bei Frauen wird weniger darauf geachtet, ob es ihnen – sei es durch eine Veränderung des Lebensstils oder durch eine medikamentöse Therapie – gelingt, günstige Werte zu erreichen. Das ist umso erstaunlicher, als Frauen meist eher den ärztlichen Ratschlägen folgen als Männer. Zudem mehren sich die Hinweise, dass Statine, blutfettsenkende Arzneimittel, bei Frauen weniger gut wirken als bei Männern.

Unmittelbar nach dem Zweiten Weltkrieg begann in der 60.000-Einwohner-Stadt Framingham in Massachusetts eine der weltweit größten epidemiologischen Untersuchungen zur Herzgesundheit. 5209 Teilnehmer zwischen 30 und 60 Jahren beiderlei Geschlechts und später auch ihre Kinder wurden in die Studie eingeschlossen, die sich über fünf Jahrzehnte erstreckte. In den Auswertungen, deren Ergebnisse und Schlussfolgerungen heute medizinischen Standard darstellen, zeigte sich, dass für Frauen subjektive Überlastung („fehlender Urlaub“) einer der bedeutsamsten psychosozialen Risikofaktoren für einen Herzinfarkt ist.[255] Auch ist bei verheirateten Frauen das Risiko eines erneuten Infarktes deutlich höher, wenn sie in einer belastenden Familiensituation leben.[256]

Behandlung, männlich und weiblich

Ob eine Herz-Kreislauf-Erkrankung diagnostiziert wird, hängt nicht nur von Labor- oder anderen Messwerten ab, sondern auch von den Symptomen, die ein Patient oder eine Patientin schildern, den „klinischen Zeichen", wie man das in der Medizin nennt. 1993 machte der Internist Brian Birdwell aus Oklahoma eine interessante Entdeckung. Weil er wissen wollte, wie Mediziner zu ihrer Diagnoseentscheidung kommen, ließ er eine Schauspielerin typische Herzbeschwerden im gleichen Wortlaut einmal theatralisch und einmal nüchtern und gefühlsneutral beschreiben. Die Videos spielte er Internistinnen und Internisten vor. 50 Prozent davon meinten nach der nüchternen Beschreibung, die Frau sei herzkrank. Die theatralisch vorgebrachten Symptome hielten nur 13 Prozent für die Zeichen eines Herzproblems. Zwar schätzten die Doktoren, nachdem sie die Laborbefunde gesehen hatten, das Risiko einer Herzerkrankung in beiden Fällen ungefähr gleich hoch ein. Doch im Fall der theatralisch agierenden Frau ordneten nur 53 Prozent eine weiterführende Diagnostik an, bei jener, die ihre Symptome ohne große Gefühlsregung geschildert hatte, waren es 93 Prozent.[257]

Tatsächlich neigen Frauen nicht nur dazu, ihre Beschwerden anders zu schildern als Männer. Bei ihnen äußern sich eine koronare Herzkrankheit oder ein Herzinfarkt auch anders. So klagt nur jede dritte herzkranke Frau über die als klassisch geltende Brustenge, bei den Männern sind es 69 Prozent.[258] Und während Frauen eine Herzattacke oft als Oberbauchschmerzen, Atemnot, Übelkeit, Nackenschmerzen oder bleierne Müdigkeit wahrnehmen[259], gelten brennende Brustschmerzen, die in den linken Arm ausstrahlen, Angstgefühle und kalter Schweiß immer noch als die „klassischen“ Herzinfarktsymptome, weil sie bei den meisten Männern auftreten.

Doch nicht allein die unterschiedliche Symptomatik und Beschwerdeschilderung sind der Grund dafür, dass es bei Frauen länger dauert, bis sie gewissenhaft durchuntersucht werden. Dass die Ergebnisse von Elektrokardiogrammen (EKG), die die elektrischen Aktivitäten des Herzens in einer Kurve veranschaulichen, bei Frauen weniger verlässlich sind als bei Männern, ist schon länger bekannt. Ein EKG lässt Rückschlüsse auf die Funktion des Herzens zu, doch es zeigt bei Frauen grundsätzlich größere Schwankungen, wodurch eine tatsächliche Unregelmäßigkeit leichter übersehen werden kann. Beim Belastungs-EKG – beispielsweise auf dem Fahrrad – kommt es bei Frauen öfter zu falsch positiven, aber auch zu falsch negativen Befunden als bei Männern, es wird also häufig falscher Alarm oder falsche Entwarnung gegeben. Eine der Ursachen dafür ist, dass Frauen mit Verdacht auf eine Erkrankung der Herzkranzgefäße bereits etwas älter sind und häufig Gelenk- oder Rückenprobleme haben, weshalb die Belastung nicht lange genug für einen eindeutigen Befund durchgeführt wird.[260] Jedenfalls werden Männer rund neun Monate nach Auftreten der ersten Beschwerden zur Röntgenuntersuchung der Herzkranzgefäße („Koronarangiografie“) überwiesen; bei Frauen vergehen mehr als sechs Jahre. Auch entschließt sich bei 70 Prozent der Männer schon der erste Facharzt bzw. die erste Fachärztin, die aufgesucht werden, eine so genannte invasive Diagnostik im Rahmen einer Herzkatheteruntersuchung durchführen zu lassen. 76 Prozent der Frauen hingegen müssen mindestens zwei Arztpraxen aufsuchen, ehe eine solche Untersuchung angeordnet wird.[261]

Es scheint, als müssten Frauen erst beweisen, dass sie herzkrank sind, um eine Behandlung zu erhalten. Selbst dann bestehen allerdings Unterschiede. Anhand einer in Schweden eingerichteten speziellen Datenbank hat sich gezeigt, dass Frauen weniger gut mit Medikamenten behandelt werden als Männer, auch wenn sie bereits eine Herzattacke hatten: Sie bekommen seltener Herzmedikamente, aber auch weniger blutverdünnend wirkendes Aspirin und blutfettsenkende Arzneimittel.[262]

Da Frauen durchschnittlich um zehn Jahre älter sind als Männer, wenn bei ihnen eine Herz-Kreislauf-Krankheit festgestellt wird, leiden sie oft gleichzeitig an anderen Beschwerden, was die Behandlung schwieriger macht und auch zu schlechteren Ergebnissen führt. Das gilt ganz besonders für operative Eingriffe. So konnte eine US-amerikanische Untersuchung erst 2011 zeigen, dass das Ergebnis einer Bypass-Operation, bei der die verlegten Gefäße quasi mittels Umleitung umgangen werden, bei Frauen doppelt so häufig wie bei Männern wenig zufriedenstellend ist.[263]

Zudem wurde aus verschiedenen Datenerhebungen klar, dass Frauen „auf dem Weg zu und durch die kardiologische invasive Klinikmedizin verschwinden", wie es die Herzspezialistin Margarethe Hochleitner, Direktorin des Frauengesundheitszentrums an den Universitätskliniken Innsbruck, ausdrückt. Sie hat bereits im Jahr 1995 entsprechende Zahlen aus dem Bundesland Tirol erhoben und festgestellt, dass sich nach einem Herzinfarkt schon beim Transport in die Klinik ein Unterschied bemerkbar macht: So werden Männer seltener als Frauen mit dem Rettungswagen, dafür aber öfter mit dem Notarztwagen transportiert. Das ist insofern nicht unerheblich, als je nach Transportart unterschiedliche Behandlungen bereits

Gebrochene Herzen

In einem von 50 Fällen sind Atemnot und Brustenge, so bedrohlich sie sich anfühlen mögen, nicht die Symptome eines Herzinfarkts, also einer Mangeldurchblutung des Herzmuskels. Vielmehr werden die Beschwerden durch ein krampfartiges Zusammenziehen des Herzmuskels verursacht. Ärzte und Ärztinnen nennen diese Attacke „Takotsubo-Syndrom", sprechen aber auch vom „gebrochenen Herzen". Denn es ist klassischerweise Stress – ausgelöst beispielsweise durch ein extrem belastendes Ereignis wie den Tod einer nahestehenden Person –, das den Herzmuskel so verkrampfen lässt, dass die Betroffenen buchstäblich das Gefühl haben, das Herz bleibe ihnen stehen. Das Takotsubo-Syndrom kommt bei Frauen neunmal häufiger als bei Männern vor. Die Attacke ist nicht ungefährlich, heilt in der Regel aber folgenlos aus.[264]

während der Fahrt durchgeführt werden können. Außerdem werden Patientinnen und Patienten, die mit dem Notarzt kommen, häufiger in die Intensivstation aufgenommen als solche, die mit dem Rettungswagen einlangen. Bei akutem Herzversagen beträgt bei der Aufnahme in die Klinik das Verhältnis 35,2 Prozent Frauen zu 64,8 Prozent Männer, in der Intensivstation 32,9 zu 67,1, bei den Bypass-Operationen 25,7 zu 74,3 und schließlich bei der Rehabilitation 13,3 zu 86,7 Prozent, hat Hochleitner 1995 erhoben. Auch in der zweiten Studie im Jahr 2000 hatten sich die Zahlen nicht wesentlich verändert. Zwar bestehe dieser Trend der Chancenungleichheit nach wie vor, sagt die Herzspezialistin heute, „aber die Notwendigkeit der Herzprävention auch für Frauen und das Bewusstsein darum konnten doch verankert werden".[265]

Gefährlicher Zucker

Am gefährlichsten, was die Herzgesundheit betrifft, leben Frauen mit Diabetes vom Typ 2 (siehe Kasten Seite 136). So ist ihr Risiko für eine Herz-Kreislauf-Erkrankung drei- bis siebenmal höher als das von Frauen, die nicht zuckerkrank sind; bei männlichen Diabetikern ist dieses Risiko um das Zwei- bis Dreifache erhöht.[266] Der zugrunde liegende Mechanismus konnte noch nicht eindeutig festgestellt werden, der bewegungsärmere Lebensstil der Frauen trägt aber sicher dazu bei.[267] Allerdings ist auch bei Typ-1-Diabetes die Sterblichkeit durch Herz-Kreislauf-Erkrankungen bei Frauen deutlich erhöht. Angenommen wird auch, dass die nachlassende Schutzwirkung, die das weibliche Geschlechtshormon Östrogen auf die Blutgefäße ausübt, in Kombination mit dem verminderten Ansprechen der Zellen auf das Hormon Insulin diese gefährlichen Folgen verursacht. Dazu kommt das so genannte Sexualhormon-Paradoxon, auf das eine Wissenschaftsgruppe der Harvard Medical School gestoßen ist: Danach sind niedrige Werte des männlichen Geschlechtshormons Testosteron bei Männern insofern gefährlich, als sie mit einem hohen Risiko für Diabetes und koronare Herzkrankheit einhergehen. Bei Frauen, die ja ebenfalls männliche Geschlechtshormone im Blut haben, tragen hingegen höhere Testosteronwerte zu einer vermehrten Bauchfettbildung bei und vermindern die Aufnahme des Einfachzuckers Glukose – beides Risikofaktoren für Diabetes.[268] Zusätzlich liegen bei Frauen mit Diabetes oft mehr Risikofaktoren vor: etwa Übergewicht, Entzündungszeichen, erhöhte Blutfette, hoher Blutdruck oder Gerinnungsveränderungen.

Die Behandlung des Typ-2-Diabetes besteht sowohl in einer Lebensstiländerung – weniger essen, regelmäßige körperliche Bewegung – als auch in den meisten Fällen in einer medikamentösen Therapie. Ziel ist, einen gewissen konstanten Blutzuckerwert zu erreichen. Gelingt das nicht, so leiden die Blutgefäße und das Herz. Wird der Zielwert (Medizinkürzel: HbA1c) um ein Prozent überschritten, erhöht sich diese Gefahr um 15 Prozent.[269] Klar ableitbar ist aus großen Studien, dass etwa 55 Prozent der Typ-2-Diabetikerinnen an einer Herz-Kreislauf-Erkrankung sterben, weshalb sie in der Medizin als Hochrisikopatientinnen gelten, bei Männern ist diese Gefahr etwas geringer, aber dennoch vorhanden.

Warum es für Frauen offenbar schwieriger ist als für Männer, selbst nach einem Herzinfarkt die Zielwerte für Blutdruck, Blutfette oder Blutzucker zu erreichen, ist bisher ungeklärt. Das mag biologische Gründe haben, aber Diabetikerinnen zeigen sich auch bei Fragen zu Krankheitsbewältigung, Lebensqualität, Ängsten und Depressivität wesentlich stärker belastet als Männer, wie sich in einer Studie der Medizinischen Hochschule Hannover herausgestellt hat. Sie fühlen sich durch die Ernährungsumstellung überfordert, mit der Krankheit allein gelassen und oftmals völlig erschöpft.[270]

„Wir müssen den kardialen Risiken von Frauen mehr Aufmerksamkeit entgegenbringen und brauchen mehr Forschung über die Diabetesmechanismen bei Frauen mit chronischen Herzerkrankungen“, mahnt die schwedische Kardiologin Karin Schenck-Gustafsson. „Es wäre wichtig, Frauen, Männer und auch Ärzte über die Gefahren zu unterrichten, die es bedeutet, eine Frau mit Diabetes zu sein. Vielleicht bräuchten wir sogar spezielle Frauen-Diabetes-Kliniken, in denen diese genderspezifischen Aspekte die nötige Aufmerksamkeit bekommen.“[271]

Wie Diabetes entsteht

Zwei Arten des Diabetes mellitus, der „Zuckerkrankheit“, gibt es, eine jugendliche (Diabetes mellitus Typ 1), die sich schon im Kindes- bzw. Jugendalter entwickelt, lebenslang bestehen bleibt und von der mehr Knaben als Mädchen betroffen sind. Der wesentlich häufigere so genannte Alterszucker (Diabetes mellitus Typ 2) hingegen war bis vor einigen Jahren tatsächlich so etwas wie eine Alterserscheinung, in letzter Zeit betrifft er aber auch mehr und mehr jüngere Erwachsene und sogar Kinder und Jugendliche.

Rund drei bis fünf Prozent der Bevölkerung westlicher Länder entwickeln diesen Typ-2-Diabetes und der Grund, warum die Häufigkeitszahlen ansteigen und das Erstauftrittsalter sinkt, ist der Umstand, dass auch immer mehr Menschen übergewichtig sind. Denn hauptverantwortlich für die Entstehung von Diabetes Typ 2 ist der Lebensstil: zu üppiges Essen und zu wenig Bewegung. Dazu kommen geschlechtsspezifische Gefahren: Wenn Frauen ein Kind mit einem Geburtsgewicht von mehr als 4,5 Kilo auf die Welt bringen, unregelmäßige Regelblutungen haben oder früh in die Wechseljahre kommen, ist ihr Risiko, an Diabetes zu erkranken, erhöht.

Eine besondere Form der Zuckerkrankheit ist der Schwangerschaftsdiabetes („Gestationsdiabetes“). Er verschwindet zwar meistens nach der Geburt des Kindes. Doch die Gefahr, im späteren Leben Typ-2-Diabetes zu entwickeln, ist dann größer.

Bei Männern hingegen ist eine Potenzstörung – die oft mit Übergewicht einhergeht – ein Risikofaktor für Diabetes. Rauchen ist sowohl für Männer als auch für Frauen ein zusätzliches Risiko. Der erhöhte Zuckerspiegel im Blut entsteht dadurch, dass der mit der Nahrung aufgenommene Zucker vom Körper nicht ausreichend verarbeitet werden kann. Ursache dafür ist die immer geringer werdende Wirkung des für den Stoffwechsel wichtigen Hormons Insulin. Das Hormon wird in der Bauchspeicheldrüse gebildet, die daraufhin immer mehr Insulin ausschüttet und irgendwann damit überfordert ist und die Produktion einstellt. Die Folge davon ist, dass der Körper Kohlenhydrate – Zucker – nicht mehr abbauen und in Energie umwandeln kann.

Typ-2-Diabetes entsteht langsam, die Betroffenen nehmen oft lange Zeit nichts wahr. Bei fortschreitender Erkrankung machen sich jedoch viele Beschwerden und Beeinträchtigungen bemerkbar: von starkem Durst und Harndrang über Juckreiz und schlecht heilende Wunden, Augenprobleme, Gefäßstörungen bis hin zu Nierenversagen und Herz-Kreislauf-Erkrankungen. Diabetes ist die häufigste Ursache für Beinamputationen, die wegen mangelnder Durchblutung und nicht mehr heilender Wunden notwendig werden.

Deswegen ist die Früherkennung besonders wichtig. Männer und Frauen mit erhöhtem Risiko müssen zum Ausschluss eines Diabetes mittels Bluttests untersucht werden. Insbesondere bei Frauen wird die Durchführung eines Zuckerbelastungstests empfohlen, da sie häufig erst nach Zuckeraufnahme erhöhte Werte aufweisen, während Männer meist bereits erhöhte Nüchternblutzuckerwerte zeigen.

Im Kampf gegen Krebs

Frauen leiden unter einer Krebserkrankung stärker als Männer. Doch sie überleben bösartige Tumoren länger.

Die Diagnosemöglichkeiten haben sich verfeinert, die Therapien sind effektiver geworden, die Überlebenszeiten länger – doch immer noch ist Krebs ein Schreckgespenst. In jedem Jahr trifft die Diagnose einen von rund 400 Menschen, in jedem Jahr stirbt einer von rund 800 Menschen an Krebs, in beiden Fällen mehr Männer als Frauen.[272, 273] Nach Herz-Kreislauf-Erkrankungen sind bösartige Tumoren die zweithäufigste Todesursache, wenngleich sowohl das Erkrankungsrisiko als auch das Risiko, an Krebs zu sterben, seit Mitte der 1990er Jahre sowohl für Männer als auch für Frauen langsam abnimmt.

Frauen leben mit ihrer Krebserkrankung länger als Männer. „Das hat mehrere Gründe, die wir noch nicht zur Gänze überschauen", sagt Christine Marosi, stellvertretende Leiterin der Abteilung für Onkologie an der Medizinischen Universität Wien.[274] Einer davon dürfte sein, dass sich Frauen in die Therapie mehr einbringen. Zweitens „ist es gelungen, vor allem die Brustkrebstherapie immer besser, immer maßgeschneiderter zu machen. Und es gibt neue Medikamente, insbesondere Hormontherapien, die vor allem bei älteren Frauen erfolgreich angewandt werden." Brustkrebs ist die häufigste bösartige Tumorerkrankung bei Frauen. Bezogen auf eine Lebenserwartung von mindestens 80 Jahren beträgt das Risiko, daran zu erkranken, eins zu zehn.[275] Jüngere Frauen sind seltener betroffen, ab 50 steigt das Risiko, das mittlere Erkrankungsalter liegt bei 63 Jahren. Der Begriff „Krebs“ selbst leitet sich übrigens vom griechischen Wort „karcinos“ ab und bezeichnete ursprünglich Brustkrebs, da die Ärzte des griechischen Altertums Ähnlichkeiten der Venen auf einer Brustgeschwulst mit den Beinen eines Krebses fanden.

Starben noch 2004 doppelt so viele Frauen wie Männer an bösartigen Erkrankungen der Geschlechtsorgane und geschlechtshormonbildenden Drüsen, hat sich dieser Unterschied in letzter Zeit ziemlich ausgeglichen. Marosi führt das einerseits auf die Früherkennung und die besseren Therapiemöglichkeiten bei Brustkrebs und Eierstockkrebs, aber auch auf die weiter steigende Lebenserwartung der Männer zurück. Dadurch nimmt auch die Zahl der Todesfälle durch Prostatakrebs zu, die häufigste bösartige Tumorerkrankung bei Männern.

Brust- und Prostatakrebs

Überhaupt gibt es bei Brustkrebs und Prostatakrebs einige Parallelen: In beiden Fällen hat die Krankheit bzw. deren Behandlung Einfluss auf die Sexualität der Betroffenen. Selbst nach einer brusterhaltenden Operation gibt jede dritte Frau Probleme mit ihrem Sexualleben an, nach Totalentfernung der Brust sind es 40 Prozent.[276] Nach der Operation eines Prostatakarzinoms haben je nach Alter bis zu 80 Prozent der Männer Erektionsprobleme mit entsprechend beeinträchtigtem Liebesleben.[277]

Wenn man bedenkt, dass die Begriffe Männlichkeit und Potenz oft als Synonym gebraucht werden und die meisten Männer, wenn sie definieren sollen, was „männlich" für sie bedeutet, „Potenz" nennen, so ist klar, dass sie die Diagnose Prostatakrebs wie ein Hammer trifft. „Erstaunlicherweise wurde die Auswirkung von Prostatakrebs auf die Geschlechtsidentität der Männer lange Zeit nur wenig erforscht", sagt Siegfried Meryn, Leiter des Departments für Medizinische Aus- und Weiterbildung an der Medizinischen Universität Wien.[278] Hingegen war der Effekt verschiedener Operationstechniken bei Brustkrebs auf die weibliche Sexualität schon häufig Gegenstand wissenschaftlicher Untersuchungen. Auch widmeten sich die Wissenschaftlerinnen und Wissenschaftler schon viel früher der Frage, wie sich die Lebensqualität von Brustkrebspatientinnen ändert, als der Lebensqualität von Männern nach Prostatakrebstherapie. „Das mag daran liegen, dass das Thema Brustkrebs durch die Emanzipationsbewegungen der 1970er und 1980er Jahre ins Blickfeld der Öffentlichkeit gelangte", so Meryn.[279] Tatsächlich gab es damals in Amerika eine riesige, von Frauen mit Brustkrebs angeführte Diskussion um die Ungleichheit in der medizinischen Versorgung zum Nachteil von Frauen. Das Argument, das vorgebracht wurde, war, dass lediglich 13 Prozent des Budgets des größten US-amerikanischen Forschungszentrums, der National Institutes of Health, für die Erforschung frauenspezifischer Krankheiten ausgegeben wurden. Allerdings: 80 Prozent des Budgets gingen in die Erforschung von Krankheitsbildern, die bei Frauen und Männern auftreten. Und lediglich knapp sieben Prozent in männerspezifische Projekte.[280]

Da abgesehen davon, dass es zu Erektionsproblemen und unfreiwilligem Harntröpfeln kommt, die Informationen über

Die häufigsten Krebsarten

Krebs ist eine Erkrankung der zweiten Lebenshälfte. Die häufigste Krebserkrankung bei Männern ist schon seit Mitte der 1990er Jahre Prostatakrebs. Davor lag der Lungenkrebs an der Spitze der diagnostizierten Krebsleiden. Die Zunahme der Gesamtzahl der jährlichen Krebsneuerkrankungen bei Männern ist fast ausschließlich auf die steigende Zahl an diagnostizierten Erkrankungen der Prostata zurückzuführen.

Bei Frauen ist Brustkrebs seit jeher die häufigste Krebsart. Die häufigste Todesursache innerhalb der Krebserkrankungen ist bei Frauen ebenfalls der Brustkrebs, bei Männern jedoch nicht der Prostatakrebs, sondern der Lungenkrebs. So sterben an Lungenkrebs doppelt so viele Männer wie an Prostatakrebs, obwohl die Erkrankungshäufigkeit 2:3 beträgt.[281, 282]

Ebenfalls häufiger als der Prostatakrebs ist bei Männern Darmkrebs als Todesursache. Bei Frauen liegt der Darmkrebs nach den bösartigen Tumoren der Brust und der Lunge an der dritten Stelle der krebsbedingten Todesursachen.[283, 284]

„Berufsbedingte Karzinome wie Blasenkrebs oder Hautkrebs dürften bei beiden Geschlechtern im Vormarsch sein“, meint die Onkologin Christine Marosi. Allerdings sei es meist sehr schwer, einen direkten Zusammenhang zwischen dem Arbeitsplatz und der Entstehung des Karzinoms nachzuweisen.

die Nebenwirkungen der einzelnen Therapieoptionen bei Prostatakrebs oft unterschiedlich sind, fällt es den Männern auch sehr schwer, sich zwischen Operation, äußerlicher Bestrahlung und dem Einpflanzen kleiner radioaktiver Stifte in die Vorsteherdrüse zu entscheiden. Dazu kommt, dass das Resultat, das heißt, das tumorfreie Überleben, bei allen drei

Behandlungsmethoden ungefähr gleich ist. Erst im Jahr 2009 zog eine Studie mit 475 Männern einen Vergleich zwischen den Methoden und kam zu dem Schluss, dass es nach einer Operation am häufigsten zu Erektionsstörungen und Harninkontinenz kommt, die beiden Strahlenverfahren jedoch öfter mit Verdauungsstörungen und Irritationen der Blase einhergehen.[285]

Umgang mit der Krankheit: Reden oder nicht reden

Die Diagnose Krebs, die Behandlung und die damit möglicherweise verbundenen Einschränkungen im Alltag wirken sich auch auf das Seelenleben der Betroffenen aus. Immer noch ist Krebs mit einem Stigma belegt, das zum Teil auch daher rührt, dass die Geschwulste lange Zeit erst sehr spät entdeckt wurden und die Diagnose deshalb einem Todesurteil gleichkam – „früher war die Überlebenschance wesentlich schlechter", sagt Christine Marosi. Und auch wenn sich das durch bessere Diagnosemethoden und Früherkennungsprogramme geändert hat, geben 20 bis 30 Prozent der Krebspatientinnen und -patienten auch heute noch bis zu sechs Monate nach der Diagnose an, deprimiert und ängstlich zu sein.[286] In den meisten Krankenhäusern wird psychoonkologische Betreuung angeboten, „die wird hauptsächlich von den Frauen genutzt", weiß die Onkologin Marosi, „auch von den Frauen von Krebspatienten". Zwar haben jüngere Männer weniger Scheu, psychologische Unterstützung in Anspruch zu nehmen. Doch während Krebspatientinnen ihre Gefühle, Ängste und Zweifel mit anderen Menschen teilen wollen, „vermeiden Männer mit Prostatakrebs, darüber zu sprechen und legen großen Wert darauf, ganz normal weiterzuleben", stellte der kanadische Krebsspezialist Ross Gray in einer Studie fest, in der er Krebspatienten und ihre Frauen jeweils zehn Wochen und ein Jahr nach der Behandlung befragte.[287] Dieses Phänomen ist auch Christine Marosi nicht neu: „Männer wollen schon aufgrund ihres Selbstbildes nicht hinnehmen, dass sie mit Einschränkungen leben müssen." Zudem fürchten sie mehr als Frauen, aufgrund ihrer Erkrankung stigmatisiert zu werden und spielen deshalb den Ernst der Lage gern herunter.

Selbst wenn männliche Krebspatienten sich dazu entschließen, an einer Selbsthilfegruppe teilzunehmen, so tauschen sie mit den anderen Mitgliedern hauptsächlich Informationen aus, Krebspatientinnen hingegen sprechen über ihre Gefühle. Besonders deutlich wird das in Internetforen. Aber auch wenn Männer nicht gern über ihre Krebserkrankung reden, benötigen sie doch emotionalen Beistand, der in den meisten Fällen von der Ehefrau kommt. Selbst dann, wenn die Ehe nicht mehr aufrecht ist. So beobachtet die Onkologin Marosi immer wieder, dass „abtrünnige oder geschiedene Ehemänner ihre Exfrau anrufen, wenn sie mit der Diagnose Krebs konfrontiert werden. Ich habe nicht nur einmal erlebt, dass sich die geschiedene Frau dann sowohl um den Exmann als auch um dessen neue Freundin kümmert und sie tröstet." Oft sind die Frauen dann einer stärkeren psychischen Belastung ausgesetzt als die Patienten selbst.[288] Ist die Exfrau dafür nicht zu haben oder befindet sich der Mann gerade in der Phase der Scheidung, so verringert das seine Lebenserwartung.

Auch bei Frauen wirken sich bestehende Partnerschaften positiv darauf aus, wie sie mit der Krankheit zurechtkom-

Spezifische Behandlung

Bei kaum einer anderen Krankheit wird in der medikamentösen Therapie so viel Rücksicht auf die rein körperlichen Unterschiede von Mann und Frau genommen. Die Dosierung der Chemotherapie mit Zytostatika – Arzneimittel, die das Wachstum und die Teilung der Zellen hemmen – wird nach der Körperoberfläche berechnet. Die Formel dazu stammt allerdings bereits aus dem Jahr 1916 und ist nicht immer ganz verlässlich. Denn sie basiert auf den Daten von nicht mehr als drei Männern, drei Frauen und drei Personen, deren Geschlecht nicht bekannt ist. „Aber es ist das Maß, nach dem alle Onkologen der Welt ihre Chemotherapien dosieren und es ist das Maß, mit dem wir die Nebenwirkungen am besten abschätzen können", sagt die Wiener Onkologin Christine Marosi. Tatsache ist: Frauen müssen zwar mehr unerwünschte Wirkungen wie Übelkeit, Müdigkeit oder Anfälligkeit für Infektionen erleiden. Bei ihnen schlägt die Chemotherapie aber auch besser an als bei Männern. Das hat damit zu tun, wie der Körper die Wirkstoffe verarbeitet. Und das wiederum hängt einerseits vom Anteil des Fettgewebes im Körper ab – der ist bei Frauen höher –, andererseits vom Stoffwechsel.

Auch bei anderen Medikamenten, die in der Behandlung von Krebs eingesetzt werden, gibt es geschlechtsspezifische Unter-

men und wie gut die Therapie anschlägt – ungeachtet der Tatsache, dass Männer für die Erkrankung ihrer Partnerin im Allgemeinen nicht so viel Verständnis aufbringen wie umgekehrt. So stehen Frauen in zwei Drittel der Fälle ihrem krebskranken Mann pflegerisch zur Seite, aber nur ein Viertel der krebskranken in Partnerschaft lebenden Frauen bekommen von ihrem Mann diese Unterstützung. Laut

schiede in der Wirkung bzw. in den Nebenwirkungen. Beispielsweise bei den neuen zielgerichteten Verfahren („targeted therapies" nennt sie die Fachwelt), die im Gegensatz zu den Zytostatika nur auf die Krebszellen einwirken: Im Labor hergestellte Eiweißstoffe – so genannte monoklonale Antikörper – heften sich an die Krebszellen und vernichten sie. Aber auch sie werden in der Leber verstoffwechselt und abgebaut. Und der Stoffwechsel im Entgiftungsorgan Leber funktioniert – abhängig von bestimmten Enzymen und Hormonen – bei Männern und Frauen unterschiedlich.

Opiate gegen Schmerzen werden seit jeher individuell dosiert. Sie wirken bei Frauen schneller und stärker. Andere Schmerzmittel wie etwa Paracetamol bleiben im weiblichen Körper länger wirksam. In beiden Fällen kommen Frauen mit geringeren Dosierungen als Männer aus.

Umgekehrt verhält es sich bei Medikamenten, die Übelkeit und Erbrechen unterdrücken sollen – häufige Nebenwirkungen der Chemotherapie. Sie wirken bei Frauen weniger stark. Auch Antihistaminika, Mittel gegen Allergien, die als Nebenwirkung der Chemotherapie auftreten können, werden eingesetzt. In den 1980er und 1990er Jahren mussten einige der Medikamente vom Markt genommen werden, weil sie bei Frauen schwere Herzrhythmusstörungen auslösten.[289]

Marosi kommt es auch gar nicht selten vor, dass Männer unumwunden zugeben, mit der Krankheit ihrer Frau nicht umgehen zu können und sie verlassen, und das nicht nur bei der Diagnose Brust- oder Unterleibskrebs. „Manche Frauen haben noch kleine Kinder. Das ist dann eine Doppel- und Dreifachkatastrophe." Kein Wunder, dass Frauen mit der Diagnose Krebs meist schlechter umgehen können als

Männer und häufiger psychologische Unterstützung in Anspruch nehmen.

So scheint es eigentlich paradox, dass Frauen mit einer Krebserkrankung im Durchschnitt länger leben als Männer. Doch das hat noch zwei weitere Gründe: Männer gehen nicht gern zu Arzt oder Ärztin und sie wissen über ihren Gesundheitszustand meist nur in Ansätzen Bescheid. Wird ein Tumor bei ihnen diagnostiziert, so werden meist gleichzeitig noch andere Gesundheitsprobleme festgestellt: hoher Blutdruck und Übergewicht, Diabetes und Herzschwäche. „Frauen neigen weniger dazu, ihre Krankheiten konsequent zu ignorieren", sagt Marosi. „Deshalb kommen sie mit besseren Karten zur Ersttherapie."

Der Nutzen der Früherkennung

Da sie mehr Körperbewusstsein haben, sind Frauen auch eher zu Vorsorgeuntersuchungen bereit als Männer. Richtigerweise handelt es sich bei der so genannten Krebsvorsorge allerdings um Methoden zur Frühdiagnose von bösartigen Erkrankungen, denn verhindern können sie Krebs nicht. Diese sind:

- die Mammografie zur Früherkennung von Brustkrebs,
- der Krebsabstrich (Pap-Test) zur Früherkennung von Gebärmutterhalskrebs,
- die rektale Tastuntersuchung und der prostataspezifische Antikörpertest (PSA-Test) zur Früherkennung von Prostatakrebs,
- die Darmspiegelung („Koloskopie") und die Untersuchung auf Blut im Stuhl zur Erkennung von Dickdarmkrebs,

- die Hautuntersuchung zur Identifikation von schwarzem Hautkrebs („Melanom“).

Zweifellos sind Vorsorgeuntersuchungen „eine der wichtigsten Maßnahmen, um symptomlose Erkrankungen oder auch bereits Gefährdungen frühzeitig erkennen und behandeln zu können“, sagt der Mediziner und Public-Health-Experte Franz Piribauer.[290] Einig sind sich die Experten darüber, dass die Koloskopie eine sinnvolle Methode ist, um bösartige Veränderungen im Darm frühzeitig aufzuspüren. Modellrechnungen in Deutschland, wo die Darmspiegelung 2002 in das gesetzliche Früherkennungsprogramm aufgenommen wurde, legen nahe, dass durch die Entdeckung und Entfernung fortgeschrittener Krebsvorstufen im Zeitraum zwischen 2003 und 2010 bereits 100.000 Darmkrebsfälle verhindert werden konnten.[291] In Österreich wurde die Vorsorge-Koloskopie 2005 eingeführt. Erste Ergebnisse haben noch etwas anderes zutage gefördert, wie Monika Ferlitsch von der Medizinischen Universität Wien berichtet: Männer entwickeln früher und häufiger als Frauen so genannte Adenome, Polypen im Darm, die zu Krebs entarten können. Für Ferlitsch deuten die Ergebnisse darauf hin, „dass das männliche Geschlecht ein unabhängiger Risikofaktor für das Kolorektalkarzinom und seine Vorläuferläsionen ist“.[292] Aufgrund der Erkenntnisse wird nun überlegt, die empfohlene Altersgrenze für die Darmkrebs-Früherkennungsuntersuchung für Männer zu senken.

Bereits seit einiger Zeit wird in Fachkreisen jedoch heftig über den tatsächlichen Nutzen anderer Früherkennungsuntersuchungen diskutiert. Denn der wird, nicht nur in der Bevölkerung, sondern auch unter Ärztinnen und Ärzten, häufig falsch eingeschätzt – und zwar um mindestens das Zehnfache zu hoch.[293] Wurde früher vielfach der Schluss gezogen, dass jeder früh erkannte Tumor ein gerettetes Menschenleben bedeutet und bösartige Veränderungen immer erkannt werden, haben große internationale Studien auch andere Aspekte aufgezeigt: So müssen im Durchschnitt 1410 Männer neun Jahre lang regelmäßig einen PSA-Test machen, damit einem das Leben gerettet werden kann, weil sein Prostatakrebs so frühzeitig erkannt wird, dass er geheilt wird. Doch gleichzeitig kommt es zu einer hohen Rate an Überdiagnosen und Überbehandlungen. 49 der 1410 regelmäßig PSA-Untersuchten werden einer Krebstherapie unterzogen, obwohl bei der Diagnose ihrer Krebserkrankung nicht einmal feststeht, ob die Geschwulst nicht ohnehin so langsam wachsen würde, dass sie gar keine Therapie benötigt.[294] In vielen Ländern, beispielsweise in den USA, wird das PSA-Screening deshalb nicht mehr als Routine-Früherkennung empfohlen.[295]

Auch bei der Mammografie sind die Ergebnisse zu hinterfragen, zumal die Zahlen ähnlich sind. Es müssen sich 1000 Frauen zehn Jahre lang regelmäßig der Röntgenuntersuchung der Brust unterziehen, damit einer das Leben gerettet werden kann. Auch bei der Mammografie kommt es immer wieder zu falsch negativen, aber auch falsch positiven Ergebnissen, in deren Folge Frauen unnötigerweise an der Brust operiert werden.[296]

Die Gefahr verringern

Auch wenn auf die Testergebnisse nicht hundertprozentig Verlass ist, heißt das aber noch lange nicht, dass Früherkennungsprogramme sinnlos sind. Je früher eine bösartige Erkrankung diagnostiziert wird, desto größer sind die Heilungschancen. Die Bedeutung der Tests sollte jedoch richtig eingeschätzt werden.

Mindestens ebenso wichtig wie Früherkennung ist Vorbeugung, also eine Lebensweise, die dazu beiträgt, Krebserkrankungen zu verhindern bzw. das Risiko, daran zu erkranken, zu verringern. Denn auch wenn das Erkrankungsrisiko insgesamt zurückgeht, zeichnet sich doch ein Trend ab. Im Jahr 2008 erkrankten und starben rund halb so viele Frauen wie Männer an Lungenkrebs. Aber die Häufigkeitszahlen gleichen sich langsam an: 1983 war das Verhältnis noch 1:4.[297] Die Ursachen liegen auf der Hand: Immer mehr Frauen, vor allem junge, rauchen. Und Zigarettenrauch ist eindeutig als der am schwersten wiegende Risikofaktor für Lungenkrebs (ebenso wie für Magen- und Bauchspeicheldrüsenkrebs[298]) identifiziert. „Ich fürchte, dass bei der nächsten Statistik die Sterblichkeitsraten für Frauen bei Lungenkrebs noch viel höher sein werden", sagt die Onkologin Christine Marosi. „Bei den Männern scheint die Botschaft, dass Rauchen ungesund ist, langsam angekommen zu sein." Unter jungen Mädchen ist es hingegen nicht nur immer noch einfach cool zu rauchen, mit dem Rauch schlucken sie auch eher als gleichaltrige Burschen Wut, Frust und Ärger hinunter. Und: Viele Frauen verwenden die Zigaretten quasi zur Gewichtskontrolle und rauchen ihren Hunger weg. Deshalb wollen sie auch partout nicht aufhören, weil sie Angst vor einer Gewichtszunahme haben. Rauchentwöhnprogramme, die darauf Rücksicht nehmen, haben entsprechend mehr Erfolgsaussichten (siehe auch Kapitel „Die Seele, ein weites Land", Seite 90ff.).

Wie Krebs entsteht

Krebs ist eine genetische Erkrankung. Das bedeutet nur in zweiter Linie, dass die Anlage dafür in manchen Fällen vererbt ist. Genetisch heißt im Zusammenhang mit Krebs vielmehr, dass der Entstehungsmechanismus in der Erbsubstanz der Zellen liegt. Abgesehen von den Gehirn- und Nervenzellen folgen alle Körperzellen in ihrem Zyklus – Wachstum, Teilung, Absterben – einem strengen Plan, der durch den Zelltyp festgelegt ist. Dieser Zellzyklus wird von bestimmten Genen kontrolliert. Ändert sich dieser Plan (die Wissenschaft nennt solche Veränderungen „Mutationen"), so entstehen Krebszellen: Sie vermehren sich ungehemmt und wachsen über die Organgrenzen hinaus in benachbartes Gewebe. Der entstandene Tumor lässt Blutgefäße nachwachsen und schafft sich so sein eigenes Versorgungsnetz. Zudem können Krebszellen aus der Geschwulst über die Lymph- oder Blutbahn an andere Stellen im Körper geschwemmt werden und dort Tochtergeschwulste („Metastasen") bilden.

Damit aus einer gesunden Körperzelle eine Krebszelle wird, braucht es allerdings mehrere Mutationen, deren Ursachen längst

Krebs füttern

Zwischen 1992 und 2002 nahmen europaweit mehr als 521.000 Personen an der so genannten EPIC-Studie teil, deren Ziel es war, die Entstehung von Krebs und anderen chronischen Erkrankungen im Zusammenhang mit Ernährungsweise, Ernährungsstatus, Lebensstil sowie genetischen und Faktoren des Stoffwechsels zu erforschen. Nach und nach wird diese riesige Datenmenge jetzt ausgewertet.[301] Herausgestellt hat sich bisher, dass rund ein Drittel der Krebserkrankungen auf Fehlernährung zurückzuführen ist. Nicht nur für

noch nicht alle klar sind. Schadstoffe sind nur einige davon. Und: Normalerweise werden entstandene Krebszellen vom körpereigenen Abwehrsystem unschädlich gemacht. Nur wenn das nicht der Fall ist, können die bösartigen Zellen weiterwuchern. Es müssen also mehrere Faktoren zusammentreffen, damit Krebs entsteht.[299, 300] Ob es in diesem Entstehungsmechanismus einen geschlechtsspezifischen Unterschied gibt, ist bisher noch nicht bekannt.
In den 1980er und 1990er Jahren war oft auch davon die Rede, dass belastende Lebenssituationen wie etwa der Verlust eines Partners oder Misshandlungen in der Kindheit die Ursache von Krebs sein können. In diesem Zusammenhang wurde von der so genannten Krebspersönlichkeit gesprochen und davon, dass Menschen, die zu depressivem Verhalten neigen, eher bösartige Tumoren entwickeln. Diese Annahme gilt als überholt, sie konnte in keiner Studie bestätigt werden. Als gesichert wird jedoch angesehen, dass sich Dauerstress negativ auf das Immunsystem auswirkt, und das wiederum könnte zur Entstehung einer Krebserkrankung beitragen.

hohen Blutdruck, Herzinfarkt und Schlaganfall, sondern auch für Alzheimer und Krebserkrankungen sind Übergewicht bzw. Fettleibigkeit und die damit in Zusammenhang stehenden körperlichen Veränderungen Risikofaktoren. Vor allem Nierenkrebs, Speiseröhrenkrebs, Bauchspeicheldrüsen-, Leber- und Darmkrebs sowie Gallenblasenkrebs werden bei beiden Geschlechtern mit einem hohen Body Mass Index BMI in Zusammenhang gebracht. Übergewichtige Männer sterben häufiger an Magen- und Prostatakrebs als ihre normalgewichtigen Geschlechtsgenossen, schwergewichtige Frauen eher an Brust-, Gebärmutter-, Gebärmutterhals- und Eierstockkrebs. Übergewicht und Fettleibigkeit wurden bereits im Jahr 2003 bei Männern für schätzungsweise 14 Prozent, bei Frauen für 20 Prozent der Krebstodesfälle verantwortlich gemacht.[302]

Für Frauen kann besonders Übergewicht nach den Wechseljahren gefährlich werden: Es erhöht deutlich das Risiko, an Brustkrebs zu erkranken, denn im Fettgewebe werden auch Östrogene erzeugt, die an der Entstehung von Brustkrebs mitwirken. Vor allem das Fett, das sich zwischen den Eingeweiden befindet („viszerales Fett" wird es in der Fachsprache genannt), ist riskant: Die Zellen produzieren entzündungsfördernde Signalstoffe, die nicht nur zu Arterienverkalkung, Herzinfarkt und Schlaganfall führen können, sondern auch die Krebsentstehung begünstigen.

Während Frauen eher auf ihre Ernährung achten und auf eine leichte Kost Wert legen, tendieren Männer zu kalorien- und vor allem eiweiß- und fettreicher Ernährung mit viel rotem Fleisch. Wenn ein Paar zusammenzieht, dominieren im gemeinsamen Alltagsleben oft die Ernährungsgewohnheiten des Mannes. Nicht immer zum Vorteil für das Paar. So gilt aufgrund der Ergebnisse der EPIC-Studie als wahrscheinlich, dass der häufige Genuss von rotem Fleisch die Entstehung von Dickdarm- und Enddarmkrebs sowie Magenkrebs fördert, eine Kost mit vielen Ballaststoffen diese Gefahr jedoch senkt. Etliche Jubelbotschaften, die segensreiche Wirkung von Rohkost betreffend, müssen allerdings zurückgenommen werden, weil sie durch weitere Studien nicht bestätigt werden konnten. In einer Übersichtsarbeit, die Anfang 2011 publiziert wurde, kam der englische Epidemiologe Tim Key zu dem Schluss, dass eine obst- und gemüsereiche Kost das

Risiko, an Magenkrebs zu erkranken, zwar etwas verringern kann, doch in welchem Ausmaß das der Fall ist, kann bis dato nicht gesagt werden. Was Lungen-, Darm-, Brust- oder Prostatakrebs betrifft, so gibt es bisher noch überhaupt keine Hinweise darauf, dass besonders reichlicher Obst- und Gemüseverzehr die Erkrankungsgefahr vermindern kann.[303]

Eindeutig ist jedoch der Zusammenhang zwischen regelmäßigem Alkoholkonsum und Krebsrisiko. Das gilt vor allem für Brustkrebs, aber auch für bösartige Tumoren im Mundraum und im Rachen sowie am Kehlkopf und an der Speiseröhre. Bei Männern erhöht sich, wenn sie täglich mehr als einen dreiviertel Liter Bier trinken, die Gefahr, an Darmkrebs zu erkranken. Bei Frauen gilt dieser Zusammenhang nur als wahrscheinlich, da es in diesem Bereich weniger Studien gibt, in die Frauen einbezogen waren.[304] (Siehe auch Kapitel „Der Kämpfer und die Kümmerin", Seite 62ff.).

„Wir lernen in der Schule Mathematik und Englisch, das ist gut und schön. Aber wir lernen nicht, wie man einen Steuerausgleich macht und wie man auf seinen Körper achtet", kritisiert der Wiener Onkologe Alexander Gaiger den Umstand, dass vielen Menschen die Konsequenzen ihres Ernährungsverhaltens und Genussmittelkonsums nicht klar sind.[305]

Experiment an Frauen

Eine Maßnahme, die in den letzten Jahren dazu beigetragen hat, die Anzahl von Krebsfällen zu verringern, hatte nichts mit vernünftiger Ernährung oder Früherkennung zu tun, sondern vielmehr damit, eine Methode, die jahrelang als Vorsorge propagiert worden war, kritisch zu hinterfragen. Seit den

1960er Jahren wurde ein Allheilmittel gepriesen, das gegen Leiden und Symptome von Frauen in den Wechseljahren und danach helfen sollte: Hormonpräparate, vorzugsweise eine Kombination aus Östrogen und Gestagen. Die Behandlung, bald schon Hormonersatztherapie genannt, gewann sowohl von ärztlicher als auch von Frauenseite immer mehr Zuspruch, zumal sie nicht nur Hitzewallungen und Scheidentrockenheit, sondern auch die Gefahr von Herzattacken, Osteoporose, Schlafstörungen und nicht zuletzt schlaffer werdende Gesichtszüge erfolgreich bekämpfen sollte. Und obwohl die Weltgesundheitsorganisation WHO 1981 verlautbarte, dass das Ende der Menstruation nicht als hormoneller Mangelzustand zu werten sei, der durch Hormonersatz korrigiert werden könne oder solle, ließen sich viele Fachleute nicht beirren. In den 1980er und 1990er Jahren wurde auf Medizinkongressen gar darüber diskutiert, ob es nicht an unterlassene Hilfeleistung grenze, wenn man Frauen in einem gewissen Alter die Hormonpillen vorenthalte.[306]

Einen entsprechenden Knalleffekt brachte im Jahr 2003 die Veröffentlichung der Studienergebnisse aus der Women's Health Initiative, an der in den USA 16.000 Frauen teilgenommen hatten.[307] Nicht nur konnte die Annahme, dass die Hormongabe auch die Blutgefäßgesundheit der Frauen verbessere, nicht bestätigt werden. Im Gegenteil, bei Frauen, die nach der Menopause Hormone geschluckt hatten, kam es sogar wesentlich häufiger zu Herzinfarkten und Schlaganfällen. Und: Sie erkrankten öfter an Brustkrebs als die Studienteilnehmerinnen, die ein Scheinmedikament erhalten hatten. Bald darauf wurden diese Daten durch weitere Studien bestätigt. So zeigte sich, dass die Gabe von Östrogenen und Gestagenen zwar Hitzewallungen um 75 Prozent verringern kann. Doch wenn 10.000 Frauen ein Jahr lang Hormonersatzpräparate nehmen, kommt es in dieser Gruppe im Vergleich zur einer gleich großen Gruppe ohne Hormonersatztherapie zu zehn zusätzlichen Thrombosen, acht zusätzlichen Lungenembolien, sieben zusätzlichen Herzinfarkten, acht zusätzlichen Schlaganfällen und acht zusätzlichen Brustkrebsfällen.[308] Feministinnen wie die amerikanische Wissenschaftsjournalistin Barbara Seaman bezeichneten daraufhin die Hormonersatztherapie gar als „größtes Experiment, das je an Frauen durchgeführt wurde".[309]

Tatsächlich hat seit 2003, seit die Meldungen von den Risiken der Hormonersatztherapie um den Erdball gingen und sich die Verschreibungen blitzartig verringerten, auch die Brustkrebsrate abgenommen. Und für die meisten Fachleute besteht kein Zweifel daran, dass das eine mit dem anderen zu tun hat. Die Forschung geht jedoch weiter. Derzeit wird untersucht, ob eine Hormonersatztherapie für bestimmte Frauen zu einem bestimmten Zeitpunkt in einer ganz bestimmten Dosierung nicht doch positiv wirkt.

Kaum erforscht – gleich behandelt

Frauen werden die meisten Medikamente verschrieben. Doch getestet werden neue Wirkstoffe hauptsächlich an Männern.

Frauen schlucken mehr Medikamente als Männer, das gilt vor allem für Psychopharmaka und Schmerzmittel. Sie nehmen 2,8-mal so häufig wie Männer Kopfwehtabletten und etwa doppelt so häufig Antidepressiva, Schlafmittel oder Arzneien gegen Gelenksschmerzen.[310] Zwei von drei der Personen, die über längere Zeit Beruhigungsmittel einnehmen, sind Frauen. Schon in den 1980er Jahren bemängelten feministische Forscherinnen, dass Frauen aus den großen Arzneimittelstudien ausgeschlossen waren, obwohl doch klar sein musste, dass aufgrund physiologischer Unterschiede Medikamente bei Frauen und Männern unterschiedlich wirken können. Vor allem umfangreiche Studien zu Fragestellungen nach der Wirkung von Aspirin auf die Herz-Kreislauf-Gesundheit, aber auch solche nach dem Zusammenhang zwischen Bluthochdruck, Cholesterin, Rauchen und koronarer Herzkrankheit oder dem Effekt von hohem Kaffeekonsum auf das Herzinfarktrisiko waren zwar mit Zigtausenden Männern, aber gänzlich ohne Frauen durchgeführt worden. Gängige Mittel wie Valium wurden überhaupt nie in klinischen Tests an

Frauen erprobt. Sogar in dem ersten Versuch, in dem nachgewiesen werden sollte, dass Östrogene vor Herzproblemen schützen, gab es ausschließlich männliche Probanden.[311]

So absurd das klingen mag, wirklich verwunderlich war das nicht. In der Medizin galt der Mann – und zwar der weiße, junge Mann – als das Maß aller Dinge. 1977 hatte die US-amerikanische Arzneimittelbehörde Food and Drug Administration FDA überhaupt verfügt, Frauen im gebärfähigen Alter aus Arzneimittelstudien der Phase I und II (siehe Kasten Seite 166) auszuschließen. Es war die verzögerte Reaktion auf den bis dahin größten Arzneimittelskandal der Welt. Ende der 1950er Jahre waren immer mehr Babys mit Fehlbildungen der Gliedmaßen geboren worden: Ihnen fehlten Arme oder Beine, Hände und Füße waren unmittelbar am Rumpf angewachsen, zuweilen waren auch innere Organe betroffen. Erst nach und nach kam die Wahrheit ans Licht. Das Schlaf- und Beruhigungsmittel Contergan hatte die Ungeborenen von Frauen geschädigt, die dieses in Deutschland sogar rezeptfrei erhältliche Mittel in den ersten drei Monaten der Schwangerschaft genommen hatten. Schon eine einzige Tablette hatte genügt. Zwar hatte der Wirkstoff Thalidomid in Tierversuchen keinerlei Schädigungen verursacht, doch bereits in der klinischen Testphase in den USA waren Kinder mit Behinderungen auf die Welt gekommen, weshalb das Medikament in Amerika auch nicht zugelassen worden war.

Angst von erbschädigenden Wirkungen

Der Skandal hatte für den Hersteller zwar keine strafrechtlichen Folgen. Doch die Zulassungsbestimmungen für Medikamente wurden verschärft. Und es wurde die – ohnehin

Arzneimitteltests

Ehe ein neues Medikament auf den Markt kommt, hat es einen langen Weg hinter sich, denn bevor es in der medizinischen Versorgung eingesetzt werden darf, müssen nicht nur seine Wirksamkeit, sondern auch seine Verträglichkeit und Sicherheit nachgewiesen worden sein. Von vielen Tausenden Substanzen schaffen es nur wenige überhaupt bis in diese Testphase. Nach der Forschung im Labor wird in der sogenannten vorklinischen Phase der Wirkstoff an Zellkulturen und/oder im Tierversuch erprobt. Hat die Substanz diese Hürden genommen, folgen die vier Phasen der klinischen Prüfung, bei der Daten erhoben, verglichen und ausgewertet werden:

- Phase I: In ersten Tests wird an einer Gruppe von bis zu 80 Gesunden die Verträglichkeit und Sicherheit des Wirkstoffs einige Wochen bis Monate lang geprüft.
- Phase II: An bis zu 200 Personen – zu denen auch eine kleine Gruppe Kranker gehört – wird einige Monate lang

bis zu diesem Zeitpunkt relativ geringe – Teilnahme von Frauen im gebärfähigen Alter an Arzneimittelstudien überdacht. Plötzlich waren erbschädigende Wirkungen ein Thema, um das sich vor dem Contergan-Skandal niemand so recht gekümmert hatte. Die Angst vor Regressansprüchen führte fortan zu extremer Vorsicht, denn während einer klinischen Studie, die sich meist über längere Zeit hinzieht, könnten teilnehmende Frauen schwanger werden, ohne dass sie es gleich bemerken. Und der zu testende Wirkstoff könnte sich nachteilig auf den Embryo auswirken. Durch abzuschließende Versicherungen kommen Studien, die Frauen einbeziehen, teurer.

untersucht, welche Dosis des Wirkstoffs den gewünschten Effekt erzielt.

- Phase III: Bis zu 10.000 Personen erproben die Langzeitwirkung und -verträglichkeit der Substanz. Diese Daten sind dann ausschlaggebend für die Marktzulassung.
- Phase IV: Auch wenn das Medikament bereits auf dem Markt erhältlich ist, werden Daten über Wirkung und Nebenwirkungen weiterhin registriert. Dabei kann sich herausstellen, dass das Arzneimittel neben den bereits bekannten Wirkungen auch andere positive hat, für die es in weiterer Folge – nach Zulassungserweiterung – ebenso eingesetzt werden kann. Es können aber auch bei Langzeiteinnahme bzw. bei der Verabreichung an viele Menschen bis dahin unentdeckte schwerwiegende Nebenwirkungen auftreten, die es notwendig machen, den Vertrieb einzustellen.

Die Konsequenz all dieser Überlegungen war, dass Männer umso mehr als das Maß aller Arzneimittelwirkungen hergenommen und im medizinischen Alltag die Dosierungen der Medikamente einfach an die geringere Körpergröße der Frauen angepasst wurden. Der Entschluss, Frauen aus Studien zur Arzneimittelsicherheit und -verträglichkeit auszuschließen, ist zwar nachvollziehbar, aber aus zwei Gründen wenig sinnvoll. Einerseits bürdet das den Männern eine ziemlich schwere Last auf – schließlich nehmen Probanden trotz aller Absicherungen Risiken in Kauf und auch die Qualität der Spermien kann durch Medikamente beeinflusst werden. Andererseits zeigen sich dadurch erst recht wieder besondere Wirkungen oder Nebenwirkungen für Frauen erst dann, wenn das Mittel bereits knapp vor der Zulassung oder überhaupt schon auf dem Markt ist. „Wenn man Frauen erst in spätere Phasen der Arzneimittelentwicklung aufnimmt, wo sie wesentlich weniger kontrolliert und beobachtet werden, dann ist das ja nur ein Verschieben der Problematik, und nicht ein Lösen", sagt die Vorsitzende der Bioethikkommission beim Bundeskanzleramt Österreich, Christiane Druml.[312]

Freilich wurden die Argumente der Frauengesundheitsforscherinnen nicht ganz ignoriert. In einem Abschnitt der so genannten Krankenschwesternstudie, einer der umfangreichsten Langzeitstudien, wurden Ende der 1980er Jahre 87.000 Krankenschwestern über sechs Jahre lang beobachtet, um zu überprüfen, ob die regelmäßige Einnahme von Aspirin das Risiko, einen Herzinfarkt zu erleiden, senkt (siehe Kasten Seite 169). Allerdings wurde diese Studie weit weniger aufwändig durchgeführt als jene, die die gleiche Fragestellung bei Männern untersucht hatte.

1993 verabschiedete das US-Forschungszentrum der National Institutes of Health NIH schließlich den so genannten Revitalization Act, in dem festgeschrieben wurde, dass Frauen – außer sie sind schwanger oder stillen – in klinische Studien einzubeziehen sind und dass eventuell dadurch entstehende höhere Kosten kein Grund für ihren Ausschluss sind.[313]

Fünf Jahre später wollte Jerry Gurwitz vom Bostoner Women's Hospital wissen, ob sich etwas verändert hatte. Bereits 1992 hatte er festgestellt, dass nur 23 Prozent der insgesamt 150.000 Probandinnen und Probanden aller seit 1960 durchgeführten Studien zur Behandlung des Herzinfarkts Frauen waren, in altersbeschränkten Studien überhaupt nur 18

Unterschiedliche Wirkung bei Männern und Frauen

Medikamente können bei Männern und Frauen unterschiedliche Effekte erzielen. Das hat verschiedene Ursachen. Frauen haben einen höheren Körperfettanteil, dafür einen geringeren Körperwasseranteil, ihre Organe sind stärker durchblutet, die Leistung ihrer Nieren ist um rund zehn Prozent geringer als die der Männer.[314] Ganz bestimmte Enzyme – biologische Scheren – in der Leber bauen bei Männern und Frauen gewisse Substanzen unterschiedlich schnell ab, hingegen entleert sich der weibliche Magen langsamer und produziert weniger Magensaft. Außerdem können die Sexualhormone die Medikamentenwirkung beeinflussen. Die Folgen davon sind beispielsweise:

- Bestimmte Medikamente zur Verhinderung von Thrombosen verursachen bei Frauen häufiger Gehirnblutungen.
- Aspirin hat bei Frauen, anders als bei Männern, keine vor Herzinfarkt schützende Wirkung.
- Neue Mittel gegen Übelkeit während einer Krebs-Chemotherapie wirken bei Männern besser.
- Einige Antidepressiva führen bei Männern öfter zu sexuellen Störungen.[315]
- Frauen leiden häufiger unter Medikamentennebenwirkungen als Männer.

Prozent.[316] Aber auch 1998 nahmen Frauen nur zu knapp einem Viertel an Studien zur Testung medikamentöser Herzinfarkttherapien teil, nur in jeder dritten Studie wurden die Ergebnisse für Frauen und Männer getrennt präsentiert.[317] Auch weitere drei Jahre später zeigte sich noch kein Effekt der NIH-

Verfügung. So errechnete eine Forschungsgruppe aus der Cleveland Clinic in Ohio 2001 anhand der publizierten Ergebnisse von 120 randomisierten klinischen Studien, dass durchschnittlich nicht mehr als 24,6 Prozent der Testpersonen weiblich waren und dass geschlechtsspezifische Daten nur in 14 Prozent der Studien erhoben worden waren.[318]

Noch viel zu tun

Seit zehn Jahren werden Frauen zwar immer häufiger auch als Probandinnen in Studien aufgenommen. Doch „Unterschiede in der Wirkung und im Risiko unerwünschter Wirkungen bei Männern und Frauen werden nur selten miteinander verglichen", sagt Gerald Gartlehner, Leiter des Departments für Evidenzbasierte Medizin und Klinische Epidemiologie an der Donauuniversität Krems. Er hat gemeinsam mit einem Team der University of North Carolina 59 Studien mit Daten von mehr als 250.000 Patientinnen und Patienten und 35 Medikamentengruppen unter die Lupe genommen, allerdings nur wenig Konkretes gefunden.[319] Doch bei vielen dieser Studien lässt die wissenschaftliche Qualität zu wünschen übrig, so Gartlehner. Freilich ist die geschlechtsspezifische Auswertung von Arzneimittelwirkungen bei Frauen aufgrund der schwankenden Hormonwerte besonders schwierig. So müsste gleichzeitig mit den Aufzeichnungen über Verträglichkeit, Wirkung und Nebenwirkungen auch erhoben werden, in welchem Abschnitt des Zyklus sich die weibliche Testperson befindet. Das macht die Sache nicht nur kompliziert, sondern auch teuer.

„Dieser Mangel an Wissen birgt Risiken und ist ungerecht", betont Christiane Druml, „da auf diese Weise Frauen der potenzielle Nutzen von neuen Erkenntnissen vorenthalten und eine gendergerechte Therapie unmöglich gemacht wird." Die Kosten der Durchführung einer Studie, die Frauen und Männer gleichermaßen als Testpersonen einbezieht und die Daten entsprechend aufbereitet, sind für die Juristin keinesfalls ein zu akzeptierender Ausschlussgrund von Frauen.[320] „Das Ziel ist eine nicht nur krankheitsbezogene, sondern eine patientinnen- und patientenbezogene Medizin", sagt auch Mariarita Cassese vom Mailänder Frauenforschungs- und Gesundheitszentrum. Und: „Studien, die Frauen einbeziehen, sollten nicht nur das Anliegen einzelner Forscher sein, sondern im Mittelpunkt des Interesses von internationalen Gesundheitsorganisationen stehen."[321] Erste Schritte sind bereits gesetzt, ein Bewusstsein ist geschaffen.

Aber noch etwas anderes gilt es in diesem Zusammenhang zu berücksichtigen: Frauen sollten auch in entscheidenden wissenschaftlichen Gremien adäquat vertreten sein. Das ist bisher nicht der Fall. Denn auch wenn rund 52 Prozent der Studierenden und 57 Prozent der Absolventinnen und Absolventen Medizinischer Universitäten Frauen sind[322], so finden sich beispielsweise an der Wiener Medizinischen Universität zwar 98 männliche, aber nur 17 weibliche Ordentliche Professoren, im Universitätsrat beträgt das Verhältnis 4:1. Im Herbst 2011 bestätigte eine von der EU in Auftrag gegebene Studie, dass Frauen an Österreichs Hochschulen zweieinhalb Mal so produktiv sein müssen wie Männer, um eine Professur zu erlangen.[323] An deutschen Medizinuniversitäten ist die Lage nicht viel anders. Und auch in den Krankenhäusern gibt es noch immer mehr männliche als weibliche Primar- bzw. Chefärzte. Auch das führt laut Christiane Druml zu Defiziten in klinischen Studien.

Dieses Ungleichgewicht hat keinesfalls etwas mit einer mangelnden Qualifikation von Frauen für Forschung oder für den ärztlichen Beruf zu tun. Im Gegenteil. Ärztinnen verbringen mehr Zeit damit, mit ihren Patientinnen und Patienten zu sprechen und auf psychosoziale Gegebenheiten einzugehen, als Ärzte. Vor allem Patientinnen wissen das zu schätzen.[324] Tatsache ist: Immer mehr Frauen ergreifen den Arztberuf, und nach und nach sollte es durch entsprechende Initiativen für sie auch einfacher werden, Familie – sprich, die Betreuung ihrer Kinder, die zumeist immer noch Frauensache ist – und Beruf zu verbinden. Mentoring-Programme zum Abbau von Karrierehindernissen haben sich als hilfreich erwiesen.

Und so ist im ganzen Medizinbetrieb ein Umdenken im Gange. Immer mehr medizinische Universitäten sind bestrebt, für die geschlechtsspezifisch unterschiedlichen Anforderungen in der Ausbildung wie auch in der universitären Organisation Rahmenbedingungen zu schaffen. An etlichen medizinischen Universitäten wird bereits Gender-Medizin gelehrt, in Wien beispielsweise ist dafür im Jahr 2010 ein eigener Lehrstuhl eingerichtet worden. Interdisziplinäre Zusammenarbeit der einzelnen Fachrichtungen ermöglicht, wissenschaftliche Erkenntnisse der Geschlechterforschung nachhaltig in der Lehre, aber auch in der medizinischen Praxis zu verankern. Nicht zuletzt eine Umfrage unter den Studierenden der Medizinischen Universität Wien hat ergeben, dass die Aspekte der geschlechtergerechten Medizin immer wichtiger werden – für Patientinnen und Patienten und für das medizinische Personal.[325]

Danksagung

In einem Buch wie diesem steckt nicht nur die Arbeit der Autorinnen. Wie jede Wissenschaft baut auch die Medizin auf den Erkenntnissen Tausender Wissenschaftlerinnen und Wissenschaftler auf. Viele von ihnen sind in diesem Buch zu Wort gekommen.

Unser besonderer Dank für wertvolle Hinweise gilt Universitätsprofessorin Doktorin Gabriele Fischer, Fachärztin für Psychiatrie und Neurologie und Leiterin der Drogenambulanz, Suchtforschung und Suchttherapie an der Medizinischen Universität Wien; Universitätsprofessorin Doktorin Karin Gutiérrez-Lobos, Fachärztin für Psychiatrie und Neurologie sowie Psychotherapeutin, Vizerektorin für Lehre, Gender und Diversity an der Medizinischen Universität Wien; Universitätsprofessor Dr. Markus Hengstschläger, Vorstand des Instituts für Medizinische Genetik an der Medizinischen Universität Wien; Universitätsprofessorin Doktorin Christine Marosi, Fachärztin für Innere Medizin und Hämatoonkologie an der Klinischen Abteilung für Onkologie der Medizinischen Universität Wien; Universitätsprofessorin Doktorin Beate Wimmer-Puchinger, Klinische und Gesundheitspsychologin, Wiener Frauengesundheitsbeauftragte und Leiterin des Wiener Programms für Frauengesundheit.

Auch Personen, die im Hintergrund wirken, haben einen wesentlichen Anteil am Gelingen eines Werks. So danken wir unseren Ehemännern und Kindern für aufmunternde Worte und unseren Eltern, dass sie es uns möglich gemacht haben, den Beruf zu ergreifen, der uns jeden Tag aufs Neue vorantreibt und zufrieden macht: Ärztin und Journalistin zu sein.

Universitätsprofessorin Doktorin Alexandra Kautzky-Willer
Elisabeth Tschachler

Literatur und Anmerkungen

1 Unser Körper – Unser Leben. Rowohlt Taschenbuch, Reinbek o.J.

2 Heiman J: Dr. John Money. July 8, 1921–July 7, 2006. The Kinsey Institute. www.kinseyinstitute.org/library/jmoney.html, abgerufen am 14. Juli 2011.

3 Persönliches Gespräch am 31. Mai 2011.

4 Legato M: Evas Rippe. Aus dem Englischen übertragen und für die deutschsprachige Ausgabe bearbeitet von Krista Federspiel und Ingeborg Lackinger Karger. Kiepenheuer & Witsch, Köln 2002. Seite 17.

5 Felder S: The gender longevity gap: explaining the difference between singles and couples. J Popul Econ 2006, 19:543–557.

6 Zitiert nach: Fischer G: Warum Frauen gesünder leben & Männer früher sterben. Verlagshaus der Ärzte, Wien 2005. Seite 24

7 Kautzky-Willer A: Sex- and gender-based medicine: a challenging field of research. Wien Med Wochenschr 2011, 161/5–6:105–108.

8 European Commission: The State of Men's Health in Europe – Report, European Union 2011. Seite 56.

9 Kautzky-Willer A: Sex- and gender-based medicine: a challenging field of research. Wien Med Wochenschr 2011, 161/5–6:105–108.

10 Ramasubbu K et al: Gender biases in clinical trials: do double standards still apply? J Womens Health Gend Based Med 2001, 8: 757–64. Zitiert nach: Rieder A et al: Gender Medizin – Geschlechtsspezifische Aspekte für die klinische Praxis. Springer, Wien. 2. Auflage 2007, Seite 5.

11 Goodfellow P N and Lovell-Badge R: SRY and sex determination in mammals. Annu Rev Genet 1993, 27:71–92.

12 Persönliches Gespräch am 5. Mai 2011.

13 Zastrow V: Der kleine Unterschied. Frankfurter Allgemeine Zeitung, 7. September 2006.

14 Mann & Frau. Alte Mythen, neue Rollen. Geo Wissen Nr. 26/2000.

15 Hungermann J und Putsch C: Weltmeisterin Semenya soll ein Zwitter sein. Weltonline, 11.9.2009, www.welt.de/sport/article4511011/Weltmeisterin-Semenya-soll-ein-Zwitter-sein.html, abgerufen am 6. Mai 2011.

16 Hamer D H et al: A linkage between DNA markers on the X chromosome and male sexual orientation. Science. 1993;261:321–7.

17 Hamer D und Copeland P: Das unausweichliche Erbe. Wie unser Verhalten von unseren Genen bestimmt ist. Aus dem Englischen von Matthias Reiss. Scherz-Verlag, München 1998.

18 Robinson T R: Genetik für Dummies. Von Mendel bis Dolly – alles über Vererbungslehre. Wiley-VCH, Weinheim 2006. Seite 87.

19 Robinson T R: Genetik für Dummies. Von Mendel bis Dolly – alles über Vererbungslehre. Wiley-VCH, Weinheim 2006. Seite 87.

20 Rozen S et al: Abundant gene conversion between arms of palindromes in human and ape Y chromosomes. Nature 2003, 873–876.

21 Sykes B: Keine Zukunft für Adam. Gustav Lübbe Verlag, Bergisch Gladbach 2003.

22 Blech J und Bredow R von: Eine Krankheit namens Mann. Der Spiegel 38/2003.

23 Kaati G et al: Cardiovascular and diabetes mortality determined by nutrition during parents' and grandparents' slow growth period. European Journal of Human Genetics 2002; 10, 682–688.

24 Rampersaud E et al: Physical Activity and the Association of Common FTO Gene Variants With Body Mass Index and Obesity. Arch Intern Med. 2008;168, 16:1791–1797.

25 Alexander G M und Hines M: Sex differences in response to children's toys in nonhuman primates (Cercopithecus aethiops sabaeus). Evolution & Human Behavior 2002, 23, 6, 467–479.

26 Hines M: Sex-related variation in human behavior and the brain. Trends in Cognitive Sciences 2010; 14, 10, 448–456.

27 Hines M: Sex-related variation in human behavior and the brain. Trends in Cognitive Sciences 2010; 14, 10, 448–456.

28 Schipek P: Männer – Das schwache Geschlecht und sein Gehirn. www.brainlogs.de/blogs/blog/denkmuster, 20. Dezember 2009, abgerufen am 4. April 2011.

29 Giedd J N et al: Structural MRI of pediatric brain development: What have we learned and where are we going? Neuron 2010; 67(5): 728–734.

30 Uhlhaas PJ et al: The development of neural synchrony reflects late maturation and restructuring of functional networks in humans. Proc Natl Acad Sci USA 2009;106(24):9866–9871.

31 Gatterburg A und Musall B: Das Gehirn ist eine Baustelle. Spiegel-Gespräch mit Hirnforscher Gerald Hüther. Der Spiegel Wissen 1/2009, Hamburg 2009.

32 Waber D P: Sex differences in mental abilities, hemispheric lateralization, and rate of physical growth in adolescence. Dev. Psychol. 1977; 13, 29–38.

33 Fernández G et al: Menstrual Cycle-Dependent Neural Plasticity in the Adult Human Brain Is Hormone, Task, and Region Specific. The Journal of Neuroscience 2003; 23, 9:3790–3795.

34 Pletzer B et al: Menstrual cycle and hormonal contraceptive use modulate human brain structure. Brain Res 2010;1348:55–62.

35 „Ich war schockiert". profil 25. Juli 2011.

36 Hausmann M: Hemispheric asymmetry in spatial attention across the menstrual cycle. Neuropsychologia 2005; 43, 1559–1567.

37 Greendale G et al: Effects of the menopause transition and hormone use on cognitive performance in midlife women. Neurology 2009;72:1850–1857.

38 Quaiser-Pohl C und Jardan K: Warum Frauen glauben, sie könnten nicht einparken – und Männer ihnen Recht geben. C.H. Beck, München 2004. Seite 68.

39 Nyborg H: Sex-related differences in general intelligence, brain size, and social status. Personality and Individual Differences 2005; 39, 497–509.

40 Hameister H: Frau sucht: intelligenten Mann. Gehirn & Geist 02/2002.

41 Wolf C et al.: Sex differences in parking are affected by biological and social factors. Psychological Research 2010; 74:429–435.

42 Hoffman M et al: Nurture affects gender differences in spatial abilities. PNAS 2011; 108, 36: 14786–14788.

43 McFadden D: Masculinizing effects on otoacoustic emissions and auditory evoked potentials in women using oral contraceptives. Hearing Research 2000; 142, 23–33.

44 Jansen A et al: Assessment of verbal memory by fMRI: lateralization and functional neuroanatomy. Clin Neurol Neurosurg 2009; 111(1):57–62.

45 Shors T: Opposite effects of stressful experience on memory formation in males versus females. Dialogues Clin Neurosci 2002; 4, 139–147.

46 Cahill L: Why Sex Matters for Neuroscience. Nature Neuroscience Reviews 2006; 7: 477–484.

47 Cahill L: Why Sex Matters for Neuroscience. Nature Neuroscience Reviews 2006; 7: 477–484.

48 Vul E et al: Puzzlingly High Correlations in fMRI Studies of Emotion, Personality, and Social Cognition (article formerly known as „Voodoo Correlations in Social Neuroscience'"). Perspectives on psychological science 2009; 4, 3: 274–290.

49 Goldstein J et al: Normal sexual dimorphism of the adult human brain assessed by in-vivo magnetic resonance imaging. Cerebral Cortex 2001; 11:490–497.

50 Gutiérrez-Lobos K: Persönliches Gespräch am 16. Juni 2011.

51 Piefke M et al: Gender differences in the functional neuroanatomy of emotional episodic autobiographical memory. Hum Brain Mapp 2005; 24, 313–324.

52 Hausmann M: Eine Frage der Symmetrie. Gehirn & Geist 6/2003.

53 Legato M: Evas Rippe. Die Entdeckung der weiblichen Medizin. Kiepenheuer & Witsch. Köln 2002.

54 Bosinski H A G. Determinanten der Geschlechtsidentität: Neue Befunde zu einem alten Streit. Sexuologie 7 (2/3) 2000: 96–140.

55 In Österreich lag die Lebenserwartung bei der Geburt im Jahr 2008 für Frauen bei 83 Jahren, für Männer bei 77,6, in Deutschland bei 82,4 bzw. 77,2 Jahren. Quelle: Statistik Austria, Statistisches Bundesamt.

56 Statistik Austria: Lebenserwartung für ausgewählte Altersjahre seit 1868/71. Erstellt am: 27.5.2008, abgerufen am 10. Mai 2011.

57 Kautzky-Willer A: Vortrag in der Gesellschaft der Ärzte, Wien, 13. Januar 2011.

58 Marosi C: Vortrag in der Gesellschaft der Ärzte, Wien, 18. Mai 2011.

59 Leitner B: Jahrbuch der Gesundheitsstatistik 2009. Statistik Austria, Wien 2010. Seite 40f.

60 McCartney G et al: Contribution of smoking-related and alcohol-related deaths to the gender gap in mortality: evidence from 30 European countries. Tobacco Control 2010; 20:166–168.

61 Kraemer S: The fragile male. British Medical Journal 2000;321:1609–1612.

62 Statistik Austria: Statistik der natürlichen Bevölkerungsbewegung. Erstellt am: 19.5.2011, abgerufen am 1. Juni 2011.

63 Habl Cet al: 1. Österreichischer Männergesundheitsbericht mit besonderer Berücksichtigung der Männergesundheitsvorsorge. Österreichisches Bundesinstitut für Gesundheitswesen. Im Auftrag der Männerpolitischen Grundsatzabteilung des Bundesministeriums für Soziales und Konsumentenschutz. Wien 2004. Seite 5.

64 Kraemer S: The fragile male. British Medical Journal 2000;321:1609–1612.

65 Kirchengast S und Hartmann B: The Male Disadvantage Hypothesis Reconsidered: Is There Really a Weaker Sex? An Analysis of Gender Differences in Newborn Somatometrics and Vital Parameters. J Life Sci 2009; 1(1): 63–71.

66 Naeye RL et al: Neonatal mortality, the male disadvantage. Pediatrics 1971; 48: 902–906.

67 Mühlemann K: Vortrag bei Symposium Gender and infection ECCMID am 10. April 2010 in Wien.

68 Owens I P F: Sex Differences in Mortality Rate. Science 2008 (2002); 292: 2008–2009.

69 Meryn S und Skalnik C: Wer gesund stirbt, hat mehr vom Leben. Ecowin, Salzburg 2009. Seite 33.

70 Waldron I: Krankheit und Mortalität bei Säuglingen und Kleinkindern. In: Hurrelmann K und Kolip P (Hrsg.): Geschlecht, Gesundheit und Krankheit. Männer und Frauen im Vergleich. Hans Huber, Bern 2002. Seite 171.

71 May R C: Gender, immunity and the regulation of longevity. BioEssays 2007; 29:795–802.

72 Kortbeek T: Vortrag beim Symposium Gender and infection ECCMID am 10. April 2010 in Wien.

73 Vortrag beim Symposium Gender and infection ECCMID am 10. April 2010 in Wien.

74 Drücker C et al: Klinische Symptomatik, Therapie und Verlauf stationär behandelter EHEC/EHEC-HUS Patienten. Dtsch med Wochenschr 2011; 136, 36: 1770–1776.

75 Ide T et al: Greater oxidative stress in healthy young men compared with premenopausal women. Arterioscler Thromb Vasc Biol 2002;22:438–442.

76 Bateman AJ: Intra-sexual selection in Drosophila. Heredity 1948; 2:349–368.

77 Rolff J: Bateman's principle and immunity. Proc Biol Sci 2002; 269:867–872.

78 Leitner B: Jahrbuch der Gesundheitsstatistik 2009. Statistik Austria, Wien 2010. Seite 39.

79 Luy M: 10 Jahre Klosterstudie – gewonnene Erkenntnisse und offene Fragen zu den Ursachen für die unterschiedliche Lebenserwartung von Frauen und Männern. In: Ehlers Het al (eds.): Geschlechterdifferenz – und kein Ende? Sozial- und geisteswissenschaftliche Beiträge zur Genderforschung. LIT Verlag, Berlin 2009. Seite 251–273.

80 Luy M: Todesursachen der Klosterbevölkerung. Homepage der Klosterstudie. www.cloisterstudy.eu/. Letztes Update: 14.3.2010, abgerufen am 10. Mai 2011.

81 Luy M: Unnatural deaths among nuns and monks: Is there a biological force behand male external cause mortality? J. Biosoc Sci 2009; 41, 831–844.

82 Khoury M et al: Factors affecting the sex differential in neonatal mortality. The role of respiratory distress syndrome. American Journal of Obstetrics and Gynecology 1985; 151, 777–782.

83 Hamilton J B and Mestler G E: Mortality and survival: comparison of eunuchs with men and women in a mentally retarded population. J Gerontol 1969; 24: 395–411.

84 Dabbs J M et al: Testosterone, crime, and misbehavior among 692 male prison-inmates. Pers Individ Dif 1995; 18, 627–633.

85 Pope H G and Katz D L: Homicide and near-homicide by anabolic-steroid users. J Clin Psychiatry 1990; 51, 28–31.

86 Leiber C et al: Testosteron und Psyche. Urologe 2010; 49:43–46.

87 Eisenegger C et al: Prejudice and truth about the effect of testosterone on human bargaining behaviour. Nature 2010; 463, 356–359.

88 Bischof-Köhler D: Von Natur aus anders. Die Psychologie der Geschlechtsunterschiede. W. Kohlhammer Verlag, Stuttgart 2002. Seite 90ff.

89 Waldron I: Krankheit und Mortalität bei Säuglingen und Kleinkindern. In: Hurrelmann K und Kolip P (Hrsg.): Geschlecht, Gesundheit und Krankheit. Männer und Frauen im Vergleich. Hans Huber, Bern 2002. Seite 172.

90 Tiger L and Shepher J: Women in the Kibbutz. Harcourt, Brace, Jovanovich, New York 1975. Zitiert nach: Klawitter N et al: Die Natur der Macht. Der Spiegel 39/2008.

91 Hollstein W: Der Mann als Täter und Opfer. Die Erkenntnisleistung der Männerforschung für den Kontext von Gesundheit und Krankheit. In Hurrelmann K und Kolip P (Hrsg.): Geschlecht, Gesundheit und Krankheit. Männer und Frauen im Vergleich. Hans Huber, Bern 2002. Seite 56.

92 Hollstein W: Der Mann als Täter und Opfer. Die Erkenntnisleistung der Männerforschung für den Kontext von Gesundheit und Krankheit. In Hurrelmann K und Kolip P (Hrsg.): Geschlecht, Gesundheit und Krankheit. Männer und Frauen im Vergleich. Hans Huber, Bern 2002. Seite 58.

93 Habl C et al: 1. Österreichischer Männergesundheitsbericht mit besonderer Berücksichtigung der Männergesundheitsvorsorge. Österreichisches Bundesinstitut für Gesundheitswesen. Im Auftrag der Männerpolitischen Grundsatzabteilung des Bundesministeriums für Soziales und Konsumentenschutz. Wien 2004. Seite 79.

94 Vortrag in der Gesellschaft der Ärzte, Wien, 13. Januar 2011.

95 Scholz M: Geschlechtsunterschiede in den sozioökonomischen Rahmenbedingungen. In: Stamm I: Österreichischer Frauengesundheitsbericht 2010/2011, herausgegeben vom Bundesministerium für Gesundheit. Wien 2011. Seite 59.

96 Kirchengast S: Gender Differences in Body Composition from Childhood to Old Age: An Evolutionary Point of View. J Life Sci 2010; 2, 1: 1-10

97 Goldberg H and Friedan B: Dr. Herb Goldberg Ph.D and Betty Friedan Part 2. Vortrag im Alfred Adler Institute, Minnesota 1979. YouTube http://www.youtube.com/watch?v=dq-53QooWDg&NR=1, abgerufen am 8. Juli 2011.

98 Goldberg H: Der verunsicherte Mann. Rowohlt, Reinbek 1979. Zitiert nach Hollstein W: Der Mann als Täter und Opfer. Die Erkenntnisleistung der Männerforschung für den Kontext von Gesundheit und Krankheit. In: Hurrelmann K und Kolip P (Hrsg.): Geschlecht, Gesundheit und Krankheit. Männer und Frauen im Vergleich. Hans Huber, Bern 2002. Seite 60.

99 O'Neil J M et al: Gender role conflict scale (GRCS): College men's fear of femininity. Sex Roles 1986:;14, 335–350.

100 Scholz M: Geschlechtsspezifische Todesursachen und Verletzungen. In: Stamm I: Österreichischer Frauengesundheitsbericht 2010/2011, herausgegeben vom Bundesministerium für Gesundheit. Wien 2011. Seite 79.

101 Kruger D J and Nesse R M: Sexual selection and the male:female mortality ratio. Evolutionary Psychology 2004; 2:66–85.

102 European Commission: The State of Men's Health in Europe – Report, European Union 2011. Seite 31.

103 White A and Witty K: Men's under use of health services – finding alternative approaches. Journal of Men's Health 2009; 6, 2:95–97.

104 European Commission: The State of Men's Health in Europe – Report, European Union 2011. Seite 30f.

105 Meryn S: Vortrag in der Gesellschaft der Ärzte, Wien, 13. Januar 2011.

106 Banks I: No man's land: men, illness and the NHS. BMJ 2001;323:1058–60.

107 Courtenay W H: Behavioural factors associated with disease: injury and death among men: evidence and implications for prevention. Journal of Men's Studies 2000;9:81–142.

108 Klimont J et al: Österreichische Gesundheitsbefragung 2006/2007. Hauptergebnisse und methodische Dokumentation. Statistik Austria im Auftrag von Bundesministerium für Gesundheit, Familie und Jugend und Bundesgesundheitsagentur. Wien 2007. Seite 13.

109 Habl C et al: 1. Österreichischer Männergesundheitsbericht mit besonderer Berücksichtigung der Männergesundheitsvorsorge. Österreichisches Bundesinstitut für Gesundheitswesen. Im Auftrag der Männerpolitischen Grundsatzabteilung des Bundesministeriums für Soziales und Konsumentenschutz. Wien 2004. Seite 72, 87.

110 http://www.emhf.org/resource_images/DEViennadeclaration.pdf, abgerufen am 11. Juli 2011.

111 Habl C et al.: 1. Österreichischer Männergesundheitsbericht mit besonderer Berücksichtigung der Männergesundheitsvorsorge. Österreichisches Bundesinstitut für Gesundheitswesen. Im Auftrag der Männerpolitischen Grundsatzabteilung des Bundesministeriums für Soziales und Konsumentenschutz. Wien 2004. Seite 84.

112 Persönliches Gespräch am 31. Mai 2011.

113 Statistik Austria: Gender-Statistik. www.statistik.at/web_de/statistiken/soziales/gender-statistik/index.html, abgerufen am 11. August 2011.

114 Stockinger S et al: Frauenbericht 2010. Bericht betreffend die Situation von Frauen in Österreich im Zeitraum von 1998 bis 2008. Bundesministerin für Frauen und Öffentlichen Dienst im Bundeskanzleramt Österreich. Wien 2010. Seite 127.

115 Stockinger S et al: Frauenbericht 2010. Bericht betreffend die Situation von Frauen in Österreich im Zeitraum von 1998 bis 2008. Bundesministerin für Frauen und Öffentlichen Dienst im Bundeskanzleramt Österreich. Wien 2010. Seite 173.

116 Hausmann R et al: The Global Gender Gap Report 2010. World Economic Forum, Genf 2010.

117 Pickett K und Wilkinson R: Gleichheit ist Glück. Tolkemitt bei Zweitausendeins, Hamburg 2010. Zitiert nach Brandstetter R und Ploberger S: Psychische Gesundheit von Frauen. In: Stamm I: Österreichischer Frauengesundheitsbericht 2010/2011, herausgegeben vom Bundesministerium für Gesundheit. Wien 2011. Seite 122.

118 Grillitsch K: Statistisches Handbuch der österreichischen Sozialversicherung 2009. Hauptverband der österreichischen Sozialversicherungsanstalten. Wien 2009. Seite 80.

119 Hammerl E: Was ist Gender? Geschlechtsspezifische Rollenzuweisungen und ihre alltäglichen Auswirkungen. In: Hochleitner M (Hg.): Gender Medicine. Ringvorlesung an der Medizinischen Universität Innsbruck. Band 2. Facultas, Wien 2009. Seite 22.

120 Kronberger S: Zeit und Geschlecht. In: Stamm I: Österreichischer Frauengesundheitsbericht 2010/2011, herausgegeben vom Bundesministerium für Gesundheit. Wien 2011. Seite 328.

121 Allen K et al: Cardiovascular Reactivity and the Presence of Pets, Friends, and Spouses. Psychosomatic Medicine 2002; 64: 727–739. Zitiert nach: Christiakis N A und Fowler J H: Connected! Die Macht sozialer Netzwerke und warum Glück ansteckend ist. S. Fischer, Frankfurt 2010. Seite 121.

122 Csete M: Gender Issues in Transplantation. Anesth Analg 2008;107:232–238.

123 Klimont J et al: Österreichische Gesundheitsbefragung 2006/2007. Hauptergebnisse und methodische Dokumentation. Statistik Austria im Auftrag von Bundesministerium für Gesundheit, Familie und Jugend und Bundesgesundheitsagentur. Wien 2007. Seite 242.

124 Atzema C L et al: Effect of marriage on duration of chest pain associated with acute myocardial infarction before seeking care. Canadian Medical Association Journal 2011; DOI:10.1503/cmaj.110170.

125 Stiehler M: Männer in Partnerschaft. In: Stiehler M und Klotz T (Hrsg.): Männerleben und Gesundheit. Eine interdisziplinäre, multiprofessionelle Einführung. Juventa, Weinheim und München 2007. Seite 124.

126 Kiefer I und Dieminger B: Ernährungsverhalten von Frauen. In: Stamm I: Österreichischer Frauengesundheitsbericht 2010/2011, herausgegeben vom Bundesministerium für Gesundheit. Wien 2011. Seite 165f.

127 Wang G J et al: Evidence of gender differences in the ability to inhibit brain activation elicited by food stimulation. Proc Natl Acad Sci 2009;106:1249–1254.

128 Kautzky-Willer A und Handisurya A: Metabolic diseases and associated complications: sex and gender matter! Eur J Clin Invest 2009; 39, 8: 631–648.

129 Kolip P und Hurrelmann K (Hrs.): Geschlecht, Gesundheit und Krankheit. Männer und Frauen im Vergleich. Hans Huber, Bern 2002. Seite 19.

130 Einhoff B et al: Frauen leben Gesundheit. Zusammenhänge, Fakten, Tipps. BKF – Bundeskoordination Frauengesundheit (Hrsg.). Berlin 2003. Seite 10.

131 Klimont J et al: Österreichische Gesundheitsbefragung 2006/2007. Hauptergebnisse und methodische Dokumentation. Statistik Austria im Auftrag von Bundesministerium für Gesundheit, Familie und Jugend und Bundesgesundheitsagentur. Wien 2007. Seite 44.

132 Kolip P und Koppelin F: Geschlechtsspezifische Inanspruchnahme von Prävention und Krankheitsfrüherkennung. In: Kolip P und Hurrelmann K (Hrs.): Geschlecht, Gesundheit und Krankheit. Männer und Frauen im Vergleich. Hans Huber, Bern 2002. Seite 493f.

133 Kolip P und Hurrelmann K (Hrs.): Geschlecht, Gesundheit und Krankheit. Männer und Frauen im Vergleich. Hans Huber, Bern 2002. Seite 20.

134 Hochleithner M: Gender Medicine. Ringvorlesung an der Medizinischen Universität Innsbruck. Band 2. Facultas, Wien 2009. Seite 58.

135 Stockinger S et al: Frauenbericht 2010. Bericht betreffend die Situation von Frauen in Österreich im Zeitraum von 1998 bis 2008. Bundesministerin für Frauen und Öffentlichen Dienst im Bundeskanzleramt Österreich. Wien 2010. Seite 272.

136 Glaeske G: Auffälligkeiten der geschlechtsspezifischen Versorgung in der GKV. Wie groß ist der kleine Unterschied? In: Kolip P und Hurrelmann K (Hrs.): Geschlecht, Gesundheit und Krankheit. Männer und Frauen im Vergleich. Hans Huber, Bern 2002. Seite 528.

137 European Commission: The State of Men's Health in Europe – Report, European Union 2011. Seite 36.

138 Dür W et al: Die Gesundheit der österreichischen SchülerInnen im Lebenszusammenhang. Bundesministerium für Gesundheit, Familie und Jugend, Wien 2007. Seite 23.

139 Klimont J et al.: Österreichische Gesundheitsbefragung 2006/2007. Hauptergebnisse und methodische Dokumentation. Statistik Austria im Auftrag von Bundesministerium für Gesundheit, Familie und Jugend und Bundesgesundheitsagentur. Wien 2007. Seite 14.

140 Statistik Austria, Sterbetafeln bzw. Mikrozensus-Sonderprogramme 1978, 1983, 1991, 1999 und Gesundheitsbefragung 2006/07. Fragestellung 1978–1999: „Wie beurteilen Sie im Allgemeinen Ihren Gesundheitszustand?" Fragestellung 2006: „Wie ist Ihre Gesundheit im Allgemeinen?" Antwortkategorien jeweils: „Sehr gut – Gut – Mittelmäßig – Schlecht – Sehr schlecht". Da für die Bevölkerung unter 15 Jahren keine Daten vorliegen, wird in dieser Altersgruppe generell ein subjektiv guter Gesundheitszustand unterstellt. Erstellt am: 9.10.2009. Abgerufen am 6. Juli 2011.

141 Singh-Manoux A et al: Gender Differences in the Association Between Morbidity and Mortality Among Middle-Aged Men and Women. American Journal of Public Health 2008; 98, 12: 2252–2257.

142 Dragano N: Gesundheitliche Ungleichheit im Lebenslauf. In: Aus Politik und Zeitgeschichte. Beilage zur Wochenzeitung Das Parlament 42/2007. Seite 23.

143 Grillitsch K: Statistisches Handbuch der österreichischen Sozialversicherung 2009. Hauptverband der österreichischen Sozialversicherungsanstalten. Wien 2009. Seite 65. Zahlen aus 2001/2002.

144 Grillitsch K: Statistisches Handbuch der österreichischen Sozialversicherung 2009. Hauptverband der österreichischen Sozialversicherungsanstalten. Wien 2009. Seite 59.

145 Neumayer E und Plümper T: The gendered nature of natural disasters: the impact of catastrophic events on the gender gap in life expectancy, 1981–2002. Annuals of the Association of American Geographers 2007; 97: 3, 551–566.

146 Wimmer-Puchinger B: Frauengesundheit als Spiegel sozialer Ungleichheit. In: Wolf H, Endler M und Wimmer-Puchinger B (Hrsg.): Frauen – Gesundheit – soziale Lage. Facultas, Wien 2010.

147 Wittchen H U et al: The size and burden of mental disorders and other disorders of the brain in Europe 2010. European Neuropsychopharmacology 2011; 21: 655–679.

148 Brandstetter R und Ploberger S: Psychische Gesundheit von Frauen. In: Stamm I: Österreichischer Frauengesundheitsbericht 2010/2011, herausgegeben vom Bundesministerium für Gesundheit. Wien 2011. Seite 123.

149 Wimmer-Puchinger B und Riecher-Rössler A: Postpartale Depression. Von der Forschung zur Praxis. Springer Verlag, Wien 2006.

150 Persönliches Gespräch am 16. Juni 2011.

151 Broverman I K et al: Sex-role stereotypes and clinical judgments of mental health. J Consult Clin Psychol. 1970;34,1:1–7.

152 Möller-Leimkühler A M und Kasper S: Psychische und Verhaltensstörungen. In: Bardehle D und Stiehler M (Hrsg.): Erster Deutscher Männergesundheitsbericht. W. Zuckerschwerdt, Germering 2010. Seite 136.

153 Brandstetter R und Ploberger S: Psychische Gesundheit von Frauen. In: Stamm I: Österreichischer Frauengesundheitsbericht 2010/2011, herausgegeben vom Bundesministerium für Gesundheit, Wien 2011. Seite 125.

154 Annuß R und Zitzmann B: Psychische Krankheiten und Verhaltensstörungen – Aktuelle Trends in Nordrhein-Westfalen. Düsseldorf 2011.

155 Gater R et al: Sex Differences in Prevalence and Detection of Depressive and Anxiety Disorders in General Health Care Settings. Ach Gen Psychiatry 1998;55, 405–413. Zitiert nach: Merbach M et al: Psychische Störungen bei Männern und Frauen. In: Hurrelmann K und Kolip P (Hrsg.): Geschlecht, Gesundheit und Krankheit. Männer und Frauen im Vergleich. Hans Huber, Bern 2002. Seite 260.

156 Schmerl C: Die Frau als wandelndes Risiko: Von der Frauenbewegung zur Frauengesundheitsbewegung bis zur Frauengesundheitsforschung. In: Hurrelmann K und Kolip P (Hrsg.): Geschlecht, Gesundheit und Krankheit. Männer und Frauen im Vergleich. Hans Huber, Bern 2002. Seite 40.

157 Schmerl C: Die Frau als wandelndes Risiko: Von der Frauenbewegung zur Frauengesundheitsbewegung bis zur Frauengesundheitsforschung. In: Hurrelmann K und Kolip P (Hrsg.): Geschlecht, Gesundheit und Krankheit. Männer und Frauen im Vergleich. Hans Huber, Bern 2002. Seite 40.

158 Ludberg U: Influence of paid and unpaid work on psychophysiological stress responses of men and women. Journal of Occupational Health Psychology 1996;1(2), 117–130.

159 Roberts J et al: „It's driving her mad": Gender differences in the effects of commuting on psychological health. J Health Econ 2011;30(5):1064–76.

160 Merbach M et al: Psychische Störungen bei Männern und Frauen. In: Hurrelmann K und Kolip P (Hrsg.): Geschlecht, Gesundheit und Krankheit. Männer und Frauen im Vergleich. Hans Huber, Bern 2002. Seite 268.

161 Winkelbaur B, Ebner N und Fischer G: Psychiatrie. In: Rieder A und Lohff B: Gender Medizin. Geschlechtsspezifische Aspekte für die klinische Praxis. Springer WienNewYork 2004. Seite 302.

162 PGA, Verein für prophylaktische Gesundheitsarbeit: Status der Psychotherapie in OÖ 2009, Studie im Auftrag des Vereins für prophylaktische Gesundheitsarbeit – PGA. Institut für Statistische Analysen Jaksch & Partner GmbH, Linz.

163 Schöck Ec: Geschlechtsunterschiede und Geschlechterbeziehung in Psychosomatik und Psychotherapie: Die Bedeutung der Therapeut-Patient-Geschlechterkonstellation für die Ausgangsbedingungen, Arbeitsbeziehungen und Therapieergebnisse in einer psychosomatischen Klinik. Med Diss Universität Kiel 1997. Zitiert nach: Strauß B et al: Geschlechtsspezifische Inanspruchnahme von Psychotherapie und Sozialer Arbeit. In: Hurrelmann K und Kolip P (Hrsg.): Geschlecht, Gesundheit und Krankheit. Männer und Frauen im Vergleich. Hans Huber, Bern 2002. Seite 539.

164 Kasper S: Depressionen. State of the Art. Österreichische Ärztezeitung, 10. November 2007. Seite 37.

165 Winkelbaur B, Ebner N und Fischer G: Psychiatrie. In: Rieder A und Lohff B: Gender Medizin. Geschlechtsspezifische Aspekte für die klinische Praxis. Springer WienNewYork 2004. Seite 299.

166 Statistik Austria, Todesursachenstatistik. Erstellt am 11.6.2011. Abgerufen am 19. September 2011.

167 Vortrag von Silvia Canetto, Colorado State University, bei Gesundheit und Gender: Mythen und Wirklichkeit, Medizinische Universität Wien, am 16. Juni 2011.

168 Uhl A et al: Handbuch Alkohol Österreich. Zahlen. Daten. Fakten. Trends. Dritte, überarbeitete und ergänzte Auflage 2009. Ludwig-Boltzmann-Institut für Suchtforschung (LBISucht), AlkoholKoordinations- und InformationsStelle (AKIS) des Anton Proksch Institut (API) im Auftrag des Bundesministeriums für Gesundheit. Seite 144.

169 Möller-Leimkühler A M und Kasper S: Psychische und Verhaltensstörungen. In: Bardehle D und Stiehler M (Hrsg.): Erster Deutscher Männergesundheitsbericht. W Zuckerschwerdt, Germering 2010. Seite 139.

170 Ebner N et al: Geschlechtsunterschiede in der Psychiatrie. In: Hochleitner M (Hr.): Gender Medicine. Ringvorlesung an der Medizinischen Universität Innsbruck. Band 1. Facultas, Wien 2008. Seite 127.

171 Persönliches Gespräch am 23. Mai 2011.

172 Bischoff R et al: Suchtforschung auf neuen Wegen. Verstehen – helfen – vorbeugen. Bundesministerium für Bildung und Forschung (BMBF). Berlin 2004.

173 Kilts C D et al: The neural correlates of cue-induced craving in cocainedependent women. Am J Psychiatry 2004; 161, 233–241.

174 Uhl A et al.: Handbuch Alkohol Österreich. Zahlen. Daten. Fakten. Trends. Dritte, überarbeitete und ergänzte Auflage 2009. Ludwig-Boltzmann-Institut für Suchtforschung (LBISucht), AlkoholKoordinations- und InformationsStelle (AKIS) des Anton Proksch Institut (API) im Auftrag des Bundesministeriums für Gesundheit. Seite 109.

175 Weilguny M und Scholz M: Frauen in sozialen und gesundheitlichen Lebenslagen. In: Stamm I: Österreichischer Frauengesundheitsbericht 2010/2011, herausgegeben vom Bundesministerium für Gesundheit, Wien 2011. Seite 377.

176 Weilguny M und Scholz M: Frauen in sozialen und gesundheitlichen Lebenslagen. In: Stamm I: Österreichischer Frauengesundheitsbericht 2010/2011, herausgegeben vom Bundesministerium für Gesundheit, Wien 2011. Seite 379.

177 Schenck-Gustafsson K: Risk factors for cardiovascular disease in women. Maturitas 2009;63:186–190.

178 Weber T et al: Kardiologie. In: Rieder A und Lohff B: Gender Medizin. Geschlechtsspezifische Aspekte für die klinische Praxis. Springer WienNewYork 2004. Seite 352.

179 Prescott E et al: Smoking and risk of myocardial infarction in women and men. Longitudinal population study. British Medical Journal 1998; 316: 1043–1047.

180 Weber T et al: Kardiologie. In: Rieder A und Lohff B: Gender Medizin. Geschlechtsspezifische Aspekte für die klinische Praxis. Springer WienNewYork 2004. Seite 352.

181 Huxley R R and Woodward M: Cigarette smoking as a risk factor for coronary heart disease in women compared with men: a systematic review and meta-analysis of prospective cohort studies. The Lancet 2011, DOI:10.1016/S0140-6736(11)60781–2.

182 Weilguny M und Scholz M: Frauen in sozialen und gesundheitlichen Lebenslagen. In: Stamm I: Österreichischer Frauengesundheitsbericht 2010/2011, herausgegeben vom Bundesministerium für Gesundheit, Wien 2011. Seite 380.

183 Deutsches Krebsforschungszentrum (Hrsg.): Frauen und Rauchen in Deutschland. Heidelberg 2008.

184 Zitiert nach: Fischer G: Vortrag bei Improving Outcomes in the Treatment of Opiod Dependence. Barcelona, 3. Mai 2011.

185 Bischof G und John U: Suchtmittelabhängigkeit bei Männern und Frauen. In: Hurrelmann K und Kolip P (Hrsg.): Geschlecht, Gesundheit und Krankheit. Männer und Frauen im Vergleich. Hans Huber, Bern 2002. Seite 353.

186 Baron-Cohen S: Frauen denken anders. Männer auch. Wie das Geschlecht ins Gehirn kommt. Patmos, Düsseldorf 2004.

187 ZIB 2, ORF, 20. September 2011.

188 Gold M S: Overeating – an Addiction. Vortrag an der Medizinischen Universität Wien am 6. Juni 2011.

189 The Lancet, 27 August 2011; 378: 9793.

190 Traint C M: Weitere Formen von Essstörungen. In: Stamm I: Österreichischer Frauengesundheitsbericht 2010/2011, herausgegeben vom Bundesministerium für Gesundheit, Wien 2011. Seite 399.

191 De Zwaan, M, Wimmer-Puchinger, B, Baldaszti, E: Wie groß ist das Problem in Wien? Erhebung bei Wiener SchülerInnen. Wien 2000.

192 Wimmer- Puchinger, B und Strobich, M: Schlankheit – immer noch ein Ideal? Erhebung bei 657 Wiener Frauen, Wien 2004.

193 Becker A E: Television, disordered eating, and young women in Fiji: Negotiating body image and identity during rapid social change. Culture, Medicine and Psychiatry 2004; 28:533–59.

194 Trabi T und Scheer P: Magersucht unter Sportlern. pädiatrie & pädologie 06/07, Springer Wien 2007.

195 Schmidinger D: Raus damit! Bulimie: ein autobiographischer Ratgeber. Orac Wien, München, Zürich 1998. Seite 25.

196 Morawetz C: An der Grenze zur Magersucht. Faznet, 3.Jänner 2010

197 Tschachler E: Angst vor Kontrollverlust, Hunger nach Schönheit. Ärzte Woche 6. Oktober 2006.

198 Wittchen H U et al: The size and burden of mental disorders and other disorders of the brain in Europe 2010. European Neuropsychopharmacology 2011; 21: 655–679.

199 Auer S und Span E: Alzheimer Demenz. In: Stamm I: Österreichischer Frauengesundheitsbericht 2010/2011, herausgegeben vom Bundesministerium für Gesundheit, Wien 2011. Seite 131.

200 Schmidt R et al: Geschlechtsspezifische Unterschiede der Alzheimer Demenz. Neuropsychiatr 2008;22,1:1–15.

201 Barnes L L et al: Sex Differences in the Clinical Manifestations of Alzheimer Disease Pathology. Arch Gen Psychiatry 2005;62:685–691.

202 Dal Forno G et al: Depressive symptoms, sex, and risk for Alzheimer's disease. Ann Neurol 2005;57:381–387.

203 Morgan M D et al: Rates of depression in individuals with pathologic but not clinical Alzheimer disease are lower than those in individuals without the disease: findings from the Baltimore Longitudinal Study on Aging (BLSA). Alzheimer Dis Assoc Disord 2007;21(3):199–204.

204 Schmidt R et al: Geschlechtsspezifische Unterschiede der Alzheimer Demenz. Neuropsychiatr 2008;22(1):1–15.

205 Schmidt R et al: Geschlechtsspezifische Unterschiede der Alzheimer Demenz. Neuropsychiatr 2008;22,1:1–15.

206 Wirth R et al: Cognitive function, body weight, and body composition in geriatric patients. Z Gerontol Geriat 2007; 40:13–20.

207 Auer S und Span E: Alzheimer Demenz. In: Stamm I: Österreichischer Frauengesundheitsbericht 2010/2011, herausgegeben vom Bundesministerium für Gesundheit, Wien 2011. Seite 131.

208 Institut für Qualität und Wirtschaftlichkeit im Gesundheitswesen (IQWiG). Cholinesterasehemmer bei Alzheimer Demenz. Abschlussbericht A05-19A. Version 1.0. Köln: IQWiG. Februar 2007. Institut für Qualität und Wirtschaftlichkeit im Gesundheitswesen (IQWiG). Aktualisierungsrecherche zum Bericht A05-19A (Cholinesterasehemmer bei Alzheimer Demenz). Auftrag A09-03. Version 1.0. Köln: IQWiG. Oktober 2009.

209 Schmidt R et al: Geschlechtsspezifische Unterschiede der Alzheimer Demenz. Neuropsychiatr 2008;22,1:1–15.

210 Schmidt R et al: Geschlechtsspezifische Unterschiede der Alzheimer Demenz. Neuropsychiatr 2008;22,1:1–15.

211 Fischer G: Warum Frauen gesünder leben & Männer früher sterben. Geschlechtsbezogene Krankheitsbilder. Verlagshaus der Ärzte, Wien 2005. Seite 232.

212 Alabas A O et al: Gender role expectations of pain predict response to experimentally-induced ischaemic and mechanical pain in healthy british participants. Poster beim Kongress Pain in Europe VII, 7th Congress of the European Federation of IASP Chapters (EFIC) in Hamburg, 21. September 2011.

213 Fillingim R B et al: The association of hormone replacement therapy with experimental pain responses in postmenopausal women. Pain 2001; 92 (1–2): 229–234.

214 Fischer G: Warum Frauen gesünder leben & Männer früher sterben. Geschlechtsbezogene Krankheitsbilder. Verlagshaus der Ärzte, Wien 2005. Seite 231.

215 Zitiert nach: European Commission: The State of Men's Health in Europe – Report, European Union 2011, Seite 153.

216 Fillingim Roger B et al: Sex, Gender, and Pain: A Review of Recent Clinical and Experimental Findings. J Pain 2009; 10,5: 447–485.

217 Fillingim Roger B et al: Sex, Gender, and Pain: A Review of Recent Clinical and Experimental Findings. J Pain 2009; 10,5: 447–485.

218 Chen E H et al: Gender disparity in analgesic treatment of emergency department patients with acute abdominal pain. Acad Emerg Med 2008;15:414–418.

219 Weisse C S et al: Do gender and race affect decisions about pain management? J Gen Intern Med 2001;16:211–217.

220 Safran D G et al: Gender differences in medical treatment: The case of physician-prescribed activity restrictions. Soc Sci Med 1997;45:711–722.

221 Betancourt J R: Not me! Doctors, Decisions, and Disparities in Health Care: How Do We Really Make Decisions? http://www.medscape.com/viewarticle/480602_3, abgerufen am 30. September 2011.

222 Fillingim R B et al: Sex, Gender, and Pain: A Review of Recent Clinical and Experimental Findings. J Pain 2009; 10,5: 447–485.

223 Menz F: Wie viel Kommunikation braucht die Medizin? Kritische Diskursanalyse im Feld von Migration und Gesundheit. Vortrag bei der Jahrestagung des Instituts für Ethik und Recht in der Medizin am 10. November 2011 in Wien.

224 Healy B: The Yentl syndrome. N Engl J Med 1991; 325: 274–5.

225 European Commission: The State of Men's Health in Europe – Report, European Union 2011. Seite 214.

226 Schenck-Gustafsson K: Diagnosis of cardiovascular disease in women. Menopause Int 2007;13(1):19–22.

227 Statistik Austria, Todesursachenstatistik. Erstellt am 11.6.2011, abgerufen am 7. Oktober 2011.

228 Cardiovascular disease in women – often silent and fatal. Lancet 2011; 378:200.

229 Schenck-Gustafsson K: Risk factors for cardiovascular disease in women. Maturitas 2009; 63:186–190.

230 Weber T et al: Kardiologie. In: Rieder A und Lohff B: Gender Medizin. Geschlechtsspezifische Aspekte für die klinische Praxis. Springer WienNewYork 2004. Seite 345.

231 Regitz-Zagrosek V: Geschlechterunterschiede in der kardiovaskulären Physiologie. In: Hochleitner M (Hg.): Gender Medicine. Ringvorlesung an der Medizinischen Universität Innsbruck. facultas.wuv, Wien 2008. Seite 28.

232 Geschlechtsspezifische Reaktionen auf Spenderherzen entdeckt. http://www.meduniwien.ac.at/homepage/news-und-topstories/?tx_ttnews%5Btt_news%5D=1650&cHash=13aa7fa4f8, abgerufen am 13. Oktober 2011.

233 Föll D et al: Magnetic Resonance Tissue Phase Mapping of Myocardial Motion. New Insight in Age and Gender. Circ Cardiovasc Imaging 2010;3:54–64.

234 Zitiert nach: Stockinger G: Landkarte des Herzens. Der Spiegel 17/2010.

235 Yusuf S et al: Effect of potentially modifiable risk factors associated with myocardial infarction in 52 countries (the Interheart Study): case control study. Lancet 2004; 364:937–52.

236 Perundurai S D et al: A common MYBPC3 (cardiac myosin binding protein C) variant associated with cardiomyopathies in South Asia. Nature Genetics 2009; 41: 187–191.

237 Gautam S et al: Effect of Hurricane Katrina on the incidence of acute coronary syndrome at a primary angioplasty center in New Orleans. Disaster Med Public Health Prep 2009; 3,3:144–50.

238 Statistik Austria, Todesursachenstatistik. Erstellt am 11.6.2011, abgerufen am 7. Oktober 2011.

239 Matthews K A et al: Are changes in cardiovascular disease risk factors in midlife women due to chronological aging or to the menopausal transition? J Am Coll Cardiol 2009;54:2366–73.

240 Bräutigam H H: Krank durch Lifestyle. Die Zeit 27/1995.

241 Boston Women's Health Book Collective: Our Bodies, Ourselves: Menopause. Boston 2006.

242 Writing Group for the Women's Health Initiative Investigators: Risks and benefits of estrogen plus progestin in healthy postmenopausal women. Principal results from the Women's Health Initiative Randomised Controlled Trial. JAMA 2002; 288 (3), 321–333.

243 Parikh N I: Sex differences in the risk of cardiovascular disease. The accelerated risk at menopause may not be as clear as previously thought. BMJ 2011;343:d5526.

244 Vaidya D et al: Ageing, menopause, and ischaemic heart disease mortality in England, Wales, and the United States: modelling study of national mortality data. BMJ 2011;343:d5170.

245 Parikh N I: Sex differences in the risk of cardiovascular disease. The accelerated risk at menopause may not be as clear as previously thought. BMJ 2011;343:d5526.

246 Bremner W J: Testosterone Deficiency and Replacement in Older Men. N Engl J Med 2010; 363;2.

247 Cardiovascular disease in women – often silent and fatal. Lancet 2011; 378:200.

248 Zitiert nach: Herzerkrankungen: Frauen unterschätzen Risiko. Deutsches Ärzteblatt, 16. Februar 2011.

249 Atzema C L et al: Effect of marriage on duration of chest pain associated with acute myocardial infarction before seeking care. CMAJ 2011. DOI:10.1503/cmaj.110170.

250 Eurobarometer 2007. In: European Commission: The State of Men's Health in Europe – Report, European Union 2011. Seite 29.

251 Kautzky-Willer A: Gender Medizin – neue Aspekte in der geschlechtsspezifischen Forschung. Science Talk, Medizinische Universität Wien, 22. Februar 2010.

252 Kautzky-Willer A et al: Sex-Specific differences in metabolic control, cardiovascular risk, and interventions in patients with type 2 diabetes mellitus. Gender Medicine 2010; 7, 6: 571–583.

253 Eliasson M et al: The disparity between long-term survival in patients with and without diabetes following a first myocardial infarction did not change between 1989 and 2006: an analysis of 6,776 patients in the Northern Sweden MONICA Study. Diabetologia 2011; 54:2538–2543.

254 Enayati S: Frauenherzen. In: Stamm I: Österreichischer Frauengesundheitsbericht 2010/2011, herausgegeben vom Bundesministerium für Gesundheit. Wien 2011, Seite 93.

255 Eaker E D et al: Myocardial Infarction and coronary death among women: psychosocial predictors from a 20-year-follow-up of women in the Framingham Study. Am J Epidemiol 1992; 135, 854–864.

256 Orth-Gomer K et al: Martial stress worsens prognosis in women with coronary heart disease: the Stockholm female coronary risk study. JAMA 2000; 284:3008–3014.

257 Birdwell Brian G et al: Evaluating Chest Pain. The Patient's Presentation Style Alters the Physician's Diagnostic Approach. Arch Intern Med 1993;153:1991–1995.

258 Enayati S: Frauenherzen. In: Stamm I: Österreichischer Frauengesundheitsbericht 2010/2011, herausgegeben vom Bundesministerium für Gesundheit. Wien 2011. Seite 95.

259 Devon H A et al: Symptoms of acute coronary syndromes: does sex make a difference? A review of literature. Heart & Lung 2002; 31, 4:235–245.

260 Arbogast A und Sechtem U: Geschlechtsunterschiede im Aussagewert der Diagnostik der KHK. In: Brachmann J und Medau H J (Hrsg): Die koronare Herzkrankheit der Frau. Steinkopff Verlag, Darmstadt 2002. Seite 137.

261 Schannwell C M et al: Besonderheiten der koronaren Herzkrankheit in der klinischen Symptomatik und Erstdiagnostik bei Frauen. Dtsch Med Wochenschr 2000;125:1417–23.

262 Björck L et al: Medication in relation to ST-segment elevation myocardial infarction in patients with a first myocardial infarction: Swedish Register of Information and Knowledge About Swedish Heart Intensive Care Admissions (RIKS-HIA). Arch Intern Med 2010;170(15):1375–81.

263 Cardiovascular disease in women – often silent and fatal. Lancet 2011; 378:200.

264 Kuo Bruce T et al: Reduced estrogen in menopause may predispose women to takotsubo cardiomyopathy. Gender Medicine 2010; 7(1) 71–77.

265 Hochleitner M: Geschlechtsunterschiede am Weg zu und durch die kardiologische Spitzenmedizin. In: Hochleitner M (Hg.): Gender Medicine. Ringvorlesung an der Medizinischen Universität Innsbruck. facultas.wuv, Wien 2008. Seite 107ff.

266 Kautzky-Willer A und Handisurya A: Metabolic diseases and associated complications: sex and gender matter! Eur J Clin Invest 2009;39(8):631–48.

267 Pilote L et al: A comprehensive view of sex-specific issues related to cardiovascular disease. CMAJ 2007;176:S1–44.

268 Ding E L et al: Sex hormone-binding globulin and risk of type 2 diabetes in women and men. N Engl J Med 2009;361:1152–63.

269 Kautzky-Willer A und Kosi L: Herz, Sex und Gender. Ärzte Woche, 5. Oktober 2011.

270 Ernst G und Hübner P: Welche Rolle spielen Genderaspekte in der endokrinologischen Rehabilitation und Nachsorge? In: 20. Rehabilitationswissenschaftliches Kolloquium. Nachhaltigkeit durch Vernetzung. Tagungsband, Deutsche Gesellschaft für Rehabilitationswissenschaften (DGRW). Seite 432–433.

271 Zitiert nach: Smolek I: Das Geschlecht ist nicht egal. Ärzte Woche 41/2010.

272 Statistik Austria: Österreichische Todesursachenstatistik. Erstellt am: 18.10.2010, abgerufen am 16. Mai 2011.

273 Österreichisches Krebsregister (Stand 8.9.2010). Erstellt am: 18.10.2010, abgerufen am 16. Mai 2011.

274 Persönliches Gespräch am 13. Mai 2011.

275 Deutsches Krebsforschungszentrum, Krebsinformationsdienst. www.krebsinformationsdienst.de/tumorarten/brustkrebs/brustkrebsrisiken-uebersicht.php, abgerufen am 16. Mail 2011.

276 Rowland J H et al: Role of breast reconstructive surgery in physical and emotional outcomes among breast cancer survivors. J Natl Cancer Inst 2000;92:1422–9.

277 Siegel T et al: The development of erectile dysfunction in men treated for prostate cancer. J Urol 2001;165:430–5.

278 Kiss A und Meryn S: Effect of sex and gender on psychosocial aspects of prostate and breast cancer. BMJ 2001; 323, 1055–1058.

279 Kiss A und Meryn S: Effect of sex and gender on psychosocial aspects of prostate and breast cancer. BMJ 2001; 323, 1055–1058.

280 Gaiger A: Vortrag in der Gesellschaft der Ärzte, Wien, am 18. Mai 2011.

281 Statistik Austria, Todesursachenstatistik. Erstellt am 11.6.2010, abgerufen am 25. Mai 2011.

282 Österreichisches Krebsregister (Stand 8.9.2010). Erstellt am: 18.10.2010, abgerufen am 25. Mai 2011.

283 Zielonke N: Krebsinzidenz und Krebsmortalität in Österreich. Statistik Austria, Wien 2010, abgerufen am 25. Mai 2011.

284 Becker N: Die 20 häufigsten Krebstodesursachen im Jahr 2008. Deutsches Krebsforschungszentrum Heidelberg. www.dkfz.de/de/krebsatlas/gesamt/organ.html, abgerufen am 27. Mai 2011.

285 Gore J L et al: Survivorship beyond convalescence: 48-month quality-of-life outcomes after treatment for localized prostate cancer. J Nat Cancer Inst 2009; 101: 888–892.

286 Nordin K et al: Predicting anxiety and depression among cancer patients: a clinical model. Eur J Cancer 2001;37:376–84.

287 Gray R E et al: To tell or not to tell: patterns of disclosure among men with prostate cancer. Psychooncology 2000;9:273–82.

288 Kornblith A B et al.: Quality of life of patients with prostate cancer and their spouses.

The value of a data base in clinical care. Cancer 1994;73:2791–802.

289 Marosi C: Vortrag in der Gesellschaft der Ärzte, Wien, am 18. Mai 2011.

290 Piribauer F: Vorsorgeuntersuchungen – halten sie gesund? In: Wild C und Piso B (Hg.): Zahlenspiele in der Medizin. Eine kritische Analyse. Orac/Verlag Kremayr & Scheriau, Wien 2010. Seite 91.

291 Brenner H: Vortrag am 3. EUFEP Kongress Krebsprävention: Ungenützte Möglichkeiten oder leere Versprechen? 12. Oktober 2011 in Krems.

292 Ferlitsch M et al: Sex-Specific Prevalence of Adenomas, Advanced Adenomas, and Colorectal Cancer in Individuals Undergoing Screening Colonoscopy. JAMA 2011; 306: 1352–1358.

293 Gigerenzer G et al: Public knowledge of benefits of breast and prostate cancer screening in Europe. J Natl Cancer 2009; I, 101, 1216–1220.

294 Schröder F Het al: Screening and Prostate-Cancer Mortality in a Randomized European Study. N Engl J Med 2009; 360(13): 1320–1328.

295 U.S. Preventive Services Task Force. Screening for prostate cancer: U.S. Preventive services task force recommendation statement. Ann Intern Med 2008; 149(3): 185–191.

296 Gigerenzer G: Qualität der Gesundheitsinformation für Bürger und Patienten. Max-Planck-Institut für Bildungsforschung. Berlin oJ.

297 Statistik Austria, Österreichische Todesursachenstatistik. Erstellt am: 18.10.2010, abgerufen am 19. Mai 2011.

298 http://epic.iarc.fr/keyfindings.php, abgerufen am 25. Mai 2011.

299 Robinson T R: Genetik für Dummies. Von Mendel bis Dolly – alles über die Vererbungslehre. Wiley, Weinheim 2006. Seite 231 ff.

300 Langbein & Skalnik: Gesundheit aktiv. Was wirklich hilft. Ueberreuter, Wien 2005. Seite 400ff.

301 U.a.: Slimani N & Margetts B: Nutrient Intakes and Patterns in the EPIC cohorts from ten European countries. Eur J Clin Nutr 2009; 63, S1–S274. http://epic.iarc.fr/keyfindings.php, abgerufen am 25. Mai 2011.

302 Calle E: Overweight, Obesity, and Mortality from Cancer in a Prospectively Studied Cohort of U.S. Adults. N Engl J Med 2003;348:1625–38.

303 Key T J: Fruit and vegetables and cancer risk. British Journal of Cancer 2011; 104, 6–11.

304 Deutsches Krebsforschungszentrum, Krebsinformationsdienst. http://www.krebsinformationsdienst.de/themen/risiken/alkohol.php, abgerufen am 26. Mai 2011.

305 Vortrag in der Gesellschaft der Ärzte, Wien, am 18. Mai 2011.

306 Lauritzen C: Fortschritte der Medizin 1987, zitiert nach Bopp A: Wechseljahre. Stiftung Warentest, Berlin 1997.

307 Beral V and the Million Women Study Collaborators: Breast cancer and hormone-replacement therapy in the MillionWomen Study. Lancet 2003; 362: 419–27.

308 Wechseljahre und Hormontherapie. Techniker Krankenkasse, unter wissenschaftlicher Beratung der Arzneimittelkommission der deutschen Ärzteschaft und basierend auf deren ärztlichen Therapieempfehlungen. Hamburg 2005.

309 Seaman B: The Greatest Experiment Ever Performed on Women: Exploding the Estrogen Myth. Reprint. Hyperion, New York 2004.

310 Stockinger S et al: Frauenbericht 2010. Bericht betreffend die Situation von Frauen in Österreich im Zeitraum von 1998 bis 2008. Bundesministerin für Frauen und Öffentlichen Dienst im Bundeskanzleramt Österreich. Wien 2010. Seite 272.

311 Schiebinger L: Has Feminism Changed Science? Harvard University Press 1999. Seite 113.

312 Persönliches Gespräch am 16. Feburar 2010.

313 National Institutes of Health Revitalization Act of 1993. Subtitle B–Clinical Research Equity Regarding Women and Minorities. http://orwh.od.nih.gov/inclusion/revitalization.pdf, abgerufen am 24. November 2011.

314 Kodelitsch S und Scholz M: Geschlechtergerechte Medizin: Prüfung von Medikamenten an Frauen. In: Stamm I: Österreichischer Frauengesundheitsbericht 2010/2011, herausgegeben vom Bundesministerium für Gesundheit. Wien 2011. Seite 523f.

315 Thaler K: Vortrag bei Gesundheit und Gender: Mythen und Wirklichkeit, Medizinische Universität Wien, 16. Juni 2011.

316 Gurwitz J H et al: The exclusion of the elderly and women from clinical trials in acute myocardial infarction. JAMA 1992;268(11):1417–22.

317 Rochon Paula A et al: Reporting of gender-related information in clinical trials of drug therapy for myocardial infarction. CMAJ 1998;159:321–7.

318 Ramasubbu K et al: Gender Bias in Clinical Trials: Do Double Standards Still Apply? J Womens Health Gend Based Med 2001; 10(8):757–64.

319 Gartlehner G et al: Differences in Efficacy and Safety of Pharmaceutical Treatments between Men and Women: An Umbrella Review. PLoS ONE 5(7): e11895. doi:10.1371/journal.pone.0011895.

320 Druml C: Ethikkommissionen und medizinische Forschung. Ein Leitfaden für alle an medizinischer Forschung Interessierte. facultas.wuv, Wien 2010. Seite 81.

321 Cassese M und Zuber V: Clinical trials and gender medicine. Ann Ist Super Sanità 2011; 47, 1: 100–103.

322 Statistik Austria, Hochschulstatistik. Erstellt am 24.8.11, abgerufen am 18. Oktober 2011.

323 Frauen in der Wissenschaft: Noch immer große Defizite in der Gleichbehandlung. Medizinische Universität Wien, 3. Oktober 2011.

324 Streen R L jun et al: Understanding concordance in patient-physician relationships: personal and ethnic dimensions of shared identity. Ann Fam Med.2008;6(3):198–205.

325 Harreiter J et al.: Perspectives on gender-specific medicine, course and learning style preferences in medical education: a study among students at the Medical University of Vienna. Wien Med Wochenschr 2011; DOI 10.1007/s10354-011-0866-x.